ープする

言 説明書

百年メンタル

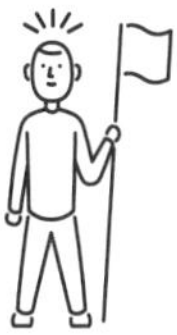

メンタルコーチ
飯山晄朗
Iiyama Jiro

大和書房

将来のことが不安で心が安定しない。
人間関係のストレスで心の浮き沈みが激しい。
最近はこのようなご相談を受けることが多くあります。

こうしたメンタルに関する
不安・不調を脱するカギは
「自分の感情をコントロールする」ことです。

私はメンタルコーチング歴15年、これまで2万人以上の方と向き合い、脳科学と心理学に基づいたトレーニングによって多くの方のメンタルを改善してきました。

メンタルトレーニングというと、「心を強く」というイメージをお持ちかもしれませんが、少し違います。

私が専門とするメンタルトレーニングにおいて、もっとも重要なものは「感情をコントロールすること」であり、**「心の安定」**を最優先に目指すイメージです。

なんらかの状況において、必要以上にプレッシャーを感じるなど、感情がよくない方向に動いたときに、その感情をきちんとコントロールしてよい方向に導くことです。

結果を左右するのは、感情をコントロールする方法を知っているかどうか。

そして、そのうえでトレーニングを積んで実際に感情をコントロールできるかどうか。

それだけのことです。

それは誰もができることであり、そうできている人について、周囲の人が「あの人は心が強い」「メンタルが強い」というふうに表現しているに過ぎません。

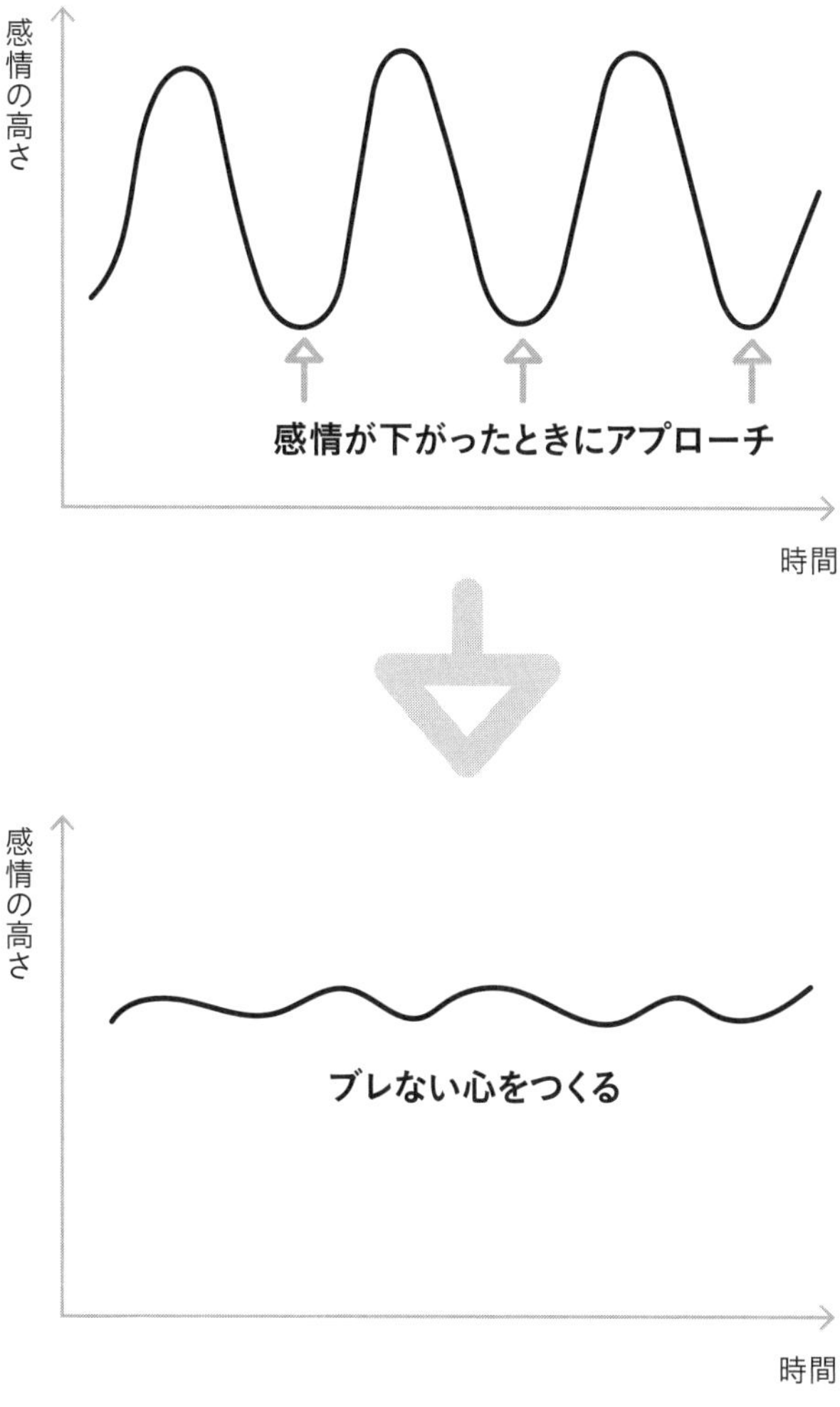
感情の高さ
感情が下がったときにアプローチ
時間
感情の高さ
ブレない心をつくる
時間

目指すのは**「セルフメンタルコントロール」**です。この本では、自分の心の機嫌をとってあげられるように、そのメソッドを余すことなく公開していきます。

落ち込まない人なんていません。

誰でも嫌なことがあると、落ち込んでメンタルが下がってくることはあると思います。

そこで大事なのは、引きずらないことです。

気持ちをリセットして、前を向いて歩んでいけるかどうかです。

そのために従来の心を強くするといった方向から、心の浮き沈みの少ないブレないメンタルを手に入れられるようお手伝いできればと思っています。

スポーツの世界でも、会社の世界でも同じくらいの能力なのに結果が変わってくることがよくあります。
それは、**「メンタルのムラ」**が大きな原因です。

2021年7月に開催された東京2020オリンピックでも、それが顕著に現れました。

誰もが金メダルを疑わなかった選手が、大きなプレッシャーや義務感を感じてミスを連発し、メダルを逃す。
その一方で、周りの影響を受けずに、普段通りにプレイできた人や涼しい顔や笑顔で挑んだ人が予想外のメダルを獲得する。そんな瞬間が多数見受けられました。

また今回は、新型コロナウイルス感染症の収束が見えない中でのオリンピック開催ということもあり様々な物議を呼びました。

そんな中、出場した選手たちの口から出てくる言葉は「感謝します」や「ありがたい」といった、こんな状況の中でも開催してくれたことへの感謝の気持ちが表れています。

オリンピックに限らず、昨今のアスリートから感謝の言葉や「楽しい」という言葉が多く聞かれるようになりました。

明らかに10年ほど前とは変わってきました。

これまでの「努力」「反省」が優先される文化から、「自分なりに」「楽しく」という方向にシフトしてきたように感じています。

それこそ、この時代に必要な精神だと感じています。

その東京オリンピックで特に精神面で象徴的だった選手が二人います。一人は新競技のスケートボード男子ストリート、鮮やかな逆転で初代王者となった堀米雄斗《ほりごめゆうと》選手です。

堀米選手の爽やかさは、これまでの日本のアスリートの「忍耐」や「泥臭さ」といった常識の枠から飛び出しています。

かといって、努力していないわけではなく、子どものころから父と作品を見るのが日課となり、10代前半で国内トップ選手に。高校卒業後はアメリカに拠点を移して世界最高峰のリーグで活躍し、世界大手企業から支援を受けるプロスケーターになりました。

本人曰く**「やらないといけないからやっているわけじゃない。自分の好きなことなのでできるんです。」**とのこと。

この言葉を聞いて、元メジャーリーガーのイチローさんを思い出しました。小学校のときから父と毎日バッティングセンターに通っていたという逸話がありますが、父からやらされているわけではなく、自分がやりたいからやっていたわけですね。二人とも「義務感」を持っていなかったのです。

二人目はボクシング女子フェザー級で女子初の金メダルに輝いた入江《いりえ》聖奈《せいな》選手です。入江選手は、とびっきりの笑顔を振りまいて登場するシーンが話題になりました。

入江選手の**「やっぱりボクシングは楽しい」**という言葉に凝縮されてますね。

「全然覚えていなくて…気がついたら金メダルが首にかけてあった」というくらい集中状態にあったのは、この「楽しい」という気持ちがあるから。試合できることが楽しいという気持ちが集中に必要なリラックス効果を生んでいるんですね。

偉業を成し遂げる人たちの「メンタル」はここから来ているのでしょう。

メンタルトレーニングで大事なことは、**「心がよくない方向に動いたとき（動きそうなとき）の対処」**です。そして、そこへの適切なアプローチは何なのか。

私が長年のメンタルコーチングを通して確信している答えは、**「言葉遣い」**を変えれば、着実に好転していくということです。

実際に、これまで徹底した「言葉遣い」に対する指導によって、オリンピックで金メダル獲得、甲子園で決勝進出、全国技能五輪で2年連続優勝など、さまざまな成果を残すことができています。

例えば

1

思ったように物事が運んでいないときに「〇〇しなければ」という言葉を使いがちです。

実はこれは義務感に押しつぶされるマイナス言葉です。

2

物事に取り組んでいて失敗したときに「なぜ失敗してしまったんだ」と嘆くこともあるかもしれません。

これもますます失敗しやすくなり負のループに落ちているマイナス言葉です。

では、どのように改善していけばいいのか。

この本では、**「マイナスの言葉」からメンタルを安定に導く「プラス言葉」**への言い換えを中心に、5つの章に分けてご紹介しています。

章分けはそのまま、心の安定を手に入れるために重要な「5つの要素」になっています。

自分を否定しない ＝ 第1章 自己肯定感のプラス言葉とマイナス言葉
がむしゃらに頑張らない ＝ 第2章 やる気のプラス言葉とマイナス言葉
行き先に迷わない ＝ 第3章 目標のプラス言葉とマイナス言葉
勝負の場で焦らない ＝ 第4章 本番のプラス言葉とマイナス言葉
他人の言動に左右されない ＝ 第5章 人間関係のプラス言葉とマイナス言葉

詳しい内容はそれぞれの章でお伝えしていきます。

また、終章にはワークをご用意しています。

この本でお伝えしたことを、読んだだけで終わらずに実践に生かせるようになっています。

書き出してもらうことは大事な作業で、メンタルコーチングの際にも必ず行っていただく作業です。

ぜひ、実践に移せるようにチャレンジしてみてください。

第0章　自分の感情をコントロールする7つの大原則

第1章　自己肯定感のプラス言葉とマイナス言葉

第2章　やる気のプラス言葉とマイナス言葉

第3章　目標のプラス言葉とマイナス言葉

第4章　本番のプラス言葉とマイナス言葉

第5章　人間関係のプラス言葉とマイナス言葉

好きな項目から読んでいただく

終章　感情をコントロールする百年メンタルノート

この中から1つでもワークをしてみる。

各メソッドはトップアスリートや経営者が実際に実践して、本当に効果のあったものだけを厳選しています。

特にこれは永久保存版だと思えることを抜粋して実践しやすく書き記しました。ベースには脳科学や心理学を用いていますが、極力難しい言葉を使わないように心がけています。

本書のタイトルは**「百年メンタル」**です。

「浮き沈みが少ないブレない心」を生涯にわたって持っていただく。

そんな思いをこめています。

本書を通して、望む結果を得たいと思っている多くの方のお役に立てれば幸いです。

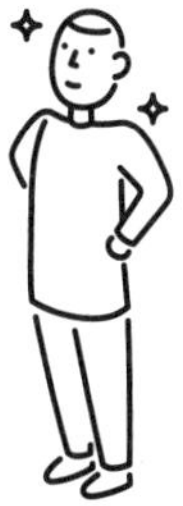

百年メンタル　CONTENTS

第1章 自己肯定感のプラス言葉とマイナス言葉

第2章 やる気のプラス言葉とマイナス言葉

第3章 目標のプラス言葉とマイナス言葉

第4章 本番のプラス言葉とマイナス言葉

第5章

人間関係のプラス言葉とマイナス言葉

第0章

自分の感情をコントロールする7つの大原則

感情をコントロールしている「脳」に関する話

まずは前提として覚えておいてほしい「メンタルに関する大原則」を心理学や脳科学の観点からご紹介させていただきます。

トップアスリートから親、子どもたちまで、コーチングさせていただく際には必ずお伝えしていることです。

その中でも特に重要な7つの原則に絞っています。

具体的な実用例は第1章から先で述べますが、主に感情をコントロールするために必要な仕組みをシンプルにお伝えしていきます。

やや専門的な面もありますので、すぐに実用面が知りたい方は第1章から先に進んでいただいても構いません。

感情をコントロールする大原則

1 脳は思考よりも言葉を信じる

2 脳は最後を記憶する

3 ワクワクすることしか続かない

4 イメージを現実として受け止める

5 最悪を想定しておくと崩れにくい

6 喜ぶ人が見えるとやる気になる

7 感謝のエネルギーは計り知れない

Chapter 0

01

脳は思考よりも言葉を信じる

脳は思考よりも、言葉を信用する性質があります。

脳は過去に自分が口にした言葉を、その時の情景と一緒に記憶しています。

「辛い」と口にして顔をしかめると、過去に「辛い」と言ったときの記憶データを検索します。

「やったー」と口にして笑顔になると、過去に「やったー」と言ったときの記憶データを検索します。

脳はその時に口にした言葉によって、過去の記憶データを検索して感情が引き出されます。

ですから、思考を変えたいときは、思考そのものを変えようとするのではなく、言葉を変えることが重要です。自分の発する言葉次第で、思考はプラスにもマイナスにも変化していきます。

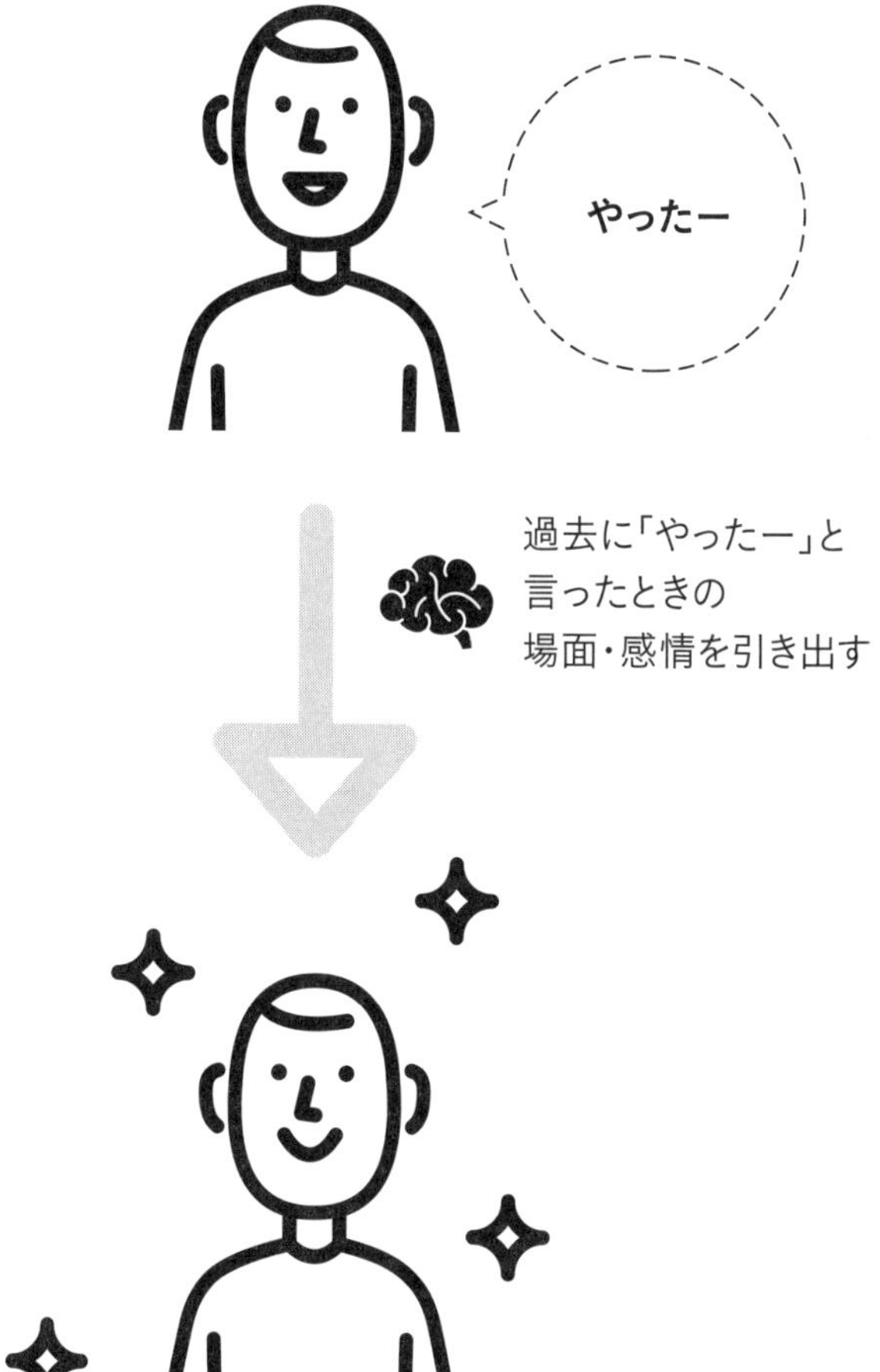

過去の記憶が良いものであれば
プラスの影響をもたらす

Chapter 0

02

脳は最後を記憶する

脳の記憶は上書きされるようにできています。

肯定的なデータを送ったあとに、否定的なデータを送ると否定的なデータの方に塗り替えられていくのです。

例えば、言葉を発する際にも後から発した言葉の方を強く記憶していきます。

「やります」で言い終わった場合は「やります」という言葉を記憶します。

「やります。でも厳しいな」と言い終わった場合は「厳しい」という言葉を記憶してしまうのです。

イメージも最後にイメージしたことを記憶していきます。

例えば実際には良いことがあっても、1日の終わりに悪いことを思い浮かべて寝てしまうと、悪いことが記憶されてしまうのです。

最後にどんな言葉を使うか、イメージをしていくかが、心にとって重要なのです。

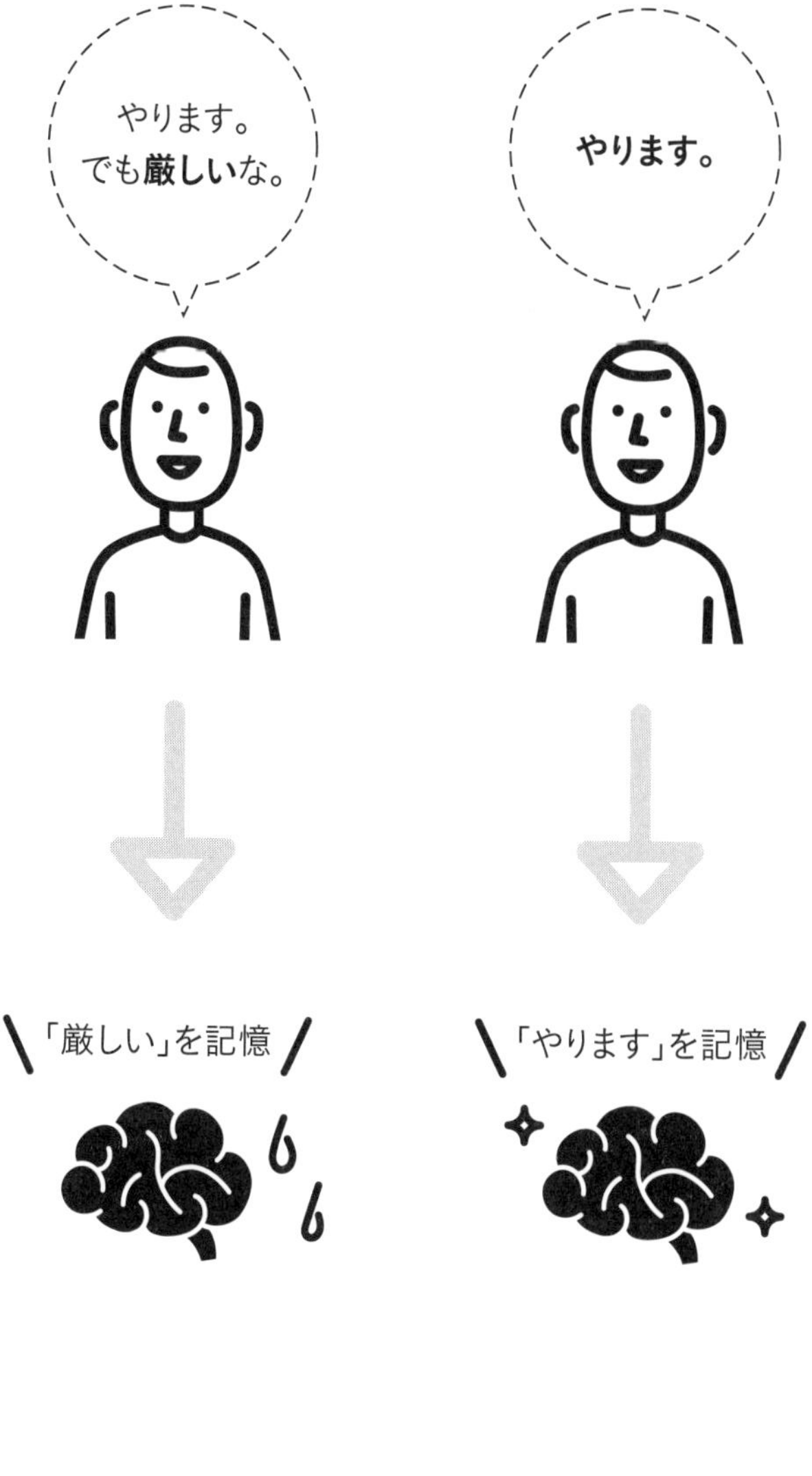
やります。
でも厳しいな。
やります。
「厳しい」を記憶
「やります」を記憶

Chapter 0

03

ワクワクすることしか続かない

正しいとわかっていても、なぜかやる気が起きない、集中できないといったことがあります。それは脳がワクワクしていないことが原因です。

人は楽しいと感じているときやワクワクしているときなどには脳内から「ドーパミン」という快楽物質が分泌されています。

報酬系ホルモンとも呼ばれており、物事を継続するために必要な物質であり、やる気を高めてくれるエネルギーになるのです。

やる気はドーパミンの分泌量に左右されます。多ければその分やる気も継続します。

脳は「正しいかどうか」ではなく、「ワクワクしているかどうか」でドーパミンを分泌し、やる気を出すかどうか決めています。

ですから、楽しいと感じる対象があるか、ワクワク思えるかが重要なのです。

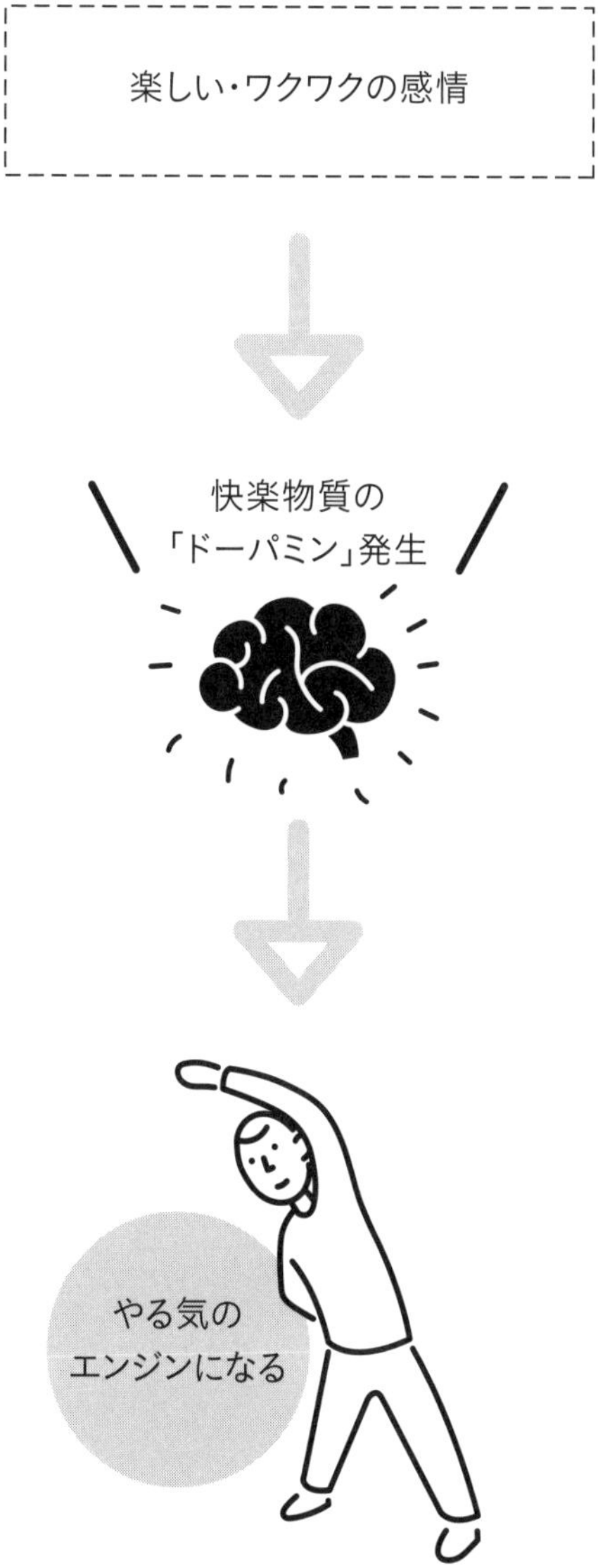
楽しい・ワクワクの感情
快楽物質の
「ドーパミン」発生
やる気の
エンジンになる

Chapter 0

04

脳は現実とイメージの区別ができない

脳は現実とイメージの区別がうまくできません。

つまり、「現実に何かを達成すること」と「脳内のイメージで何かを達成すること」を脳は同じことと判断するのです。脳内では何かアクションを起こす際には、必ずイメージが先行します。

例えば椅子に座るといった行動をとるとき。必ず、脳内に「椅子に座る」といったイメージが無意識に先に浮かんできて、その通りに身体が動きます。アクションを起こそうとする↓イメージに変換する↓脳に送られる。といった仕組みになっています。このように脳は、現実でもイメージとして処理をしています。ですから実際に起きていないことでもイメージをすれば記憶を書き換えることができます。スポーツ選手や経営者が成功のイメージトレーニングを重要視しているのはそれが理由なのです。

どのようなイメージをつくっていけるかが大事になっていきます。

現実とイメージは
区別できない

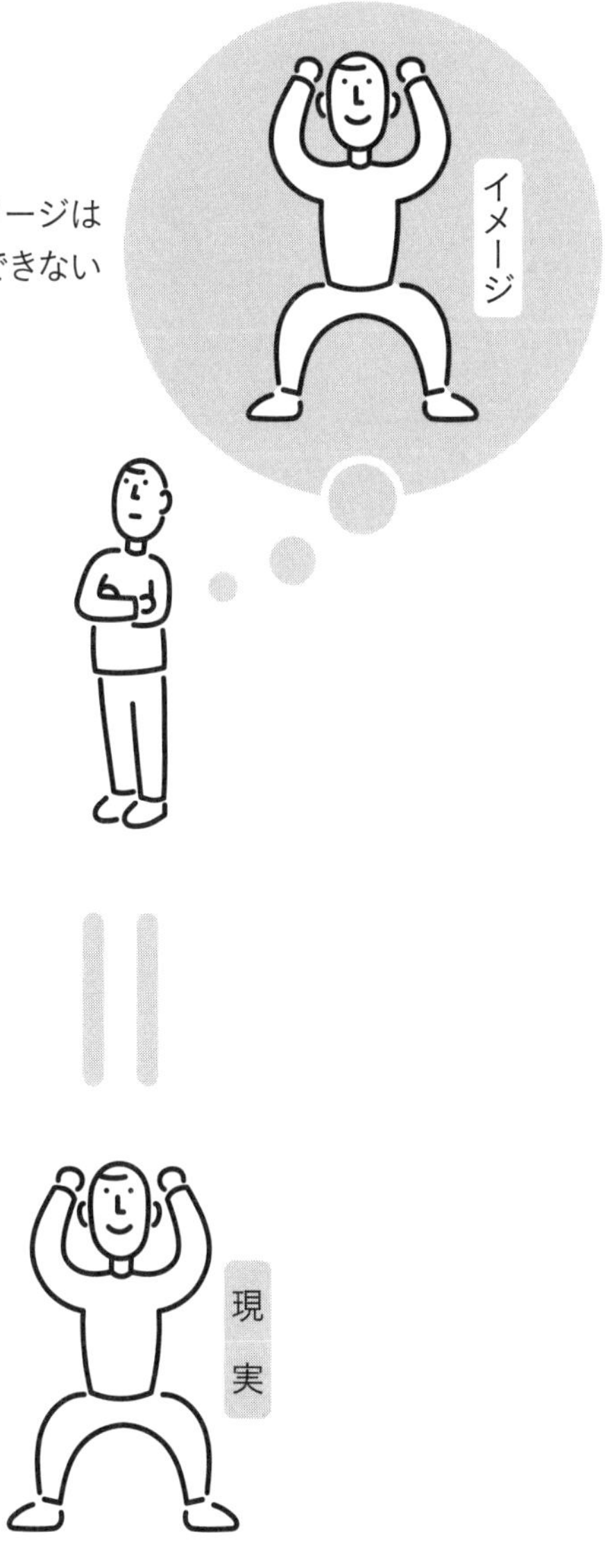

Chapter 0
05

最悪を想定しておくと崩れにくい

脳の中には「扁桃核（へんとうかく）」という場所があります。

感情の快と不快を決めている部分であり、うまくいっているときは「快」に入りプラス思考になります。うまくいかないと「不快」に入りマイナス思考になります。

最悪を想定するというのは、状況が悪かったときに「不快」になるのを抑えて、「不快」の状況を「快」に転じるための行為です。

プラス思考は大事ですが、常にポジティブでいることではありません。

良い結果しか考えていないと、困難な状況やうまくいかなかったときにマイナス思考に陥ってしまうからです。

こうなった場合は、こうしようと想定される最悪の状況を考え、事前に対策をつくっておくことが重要です。そうすると実際に最悪の状況になっても「やっぱり来た」と平常心で臨めるのです。

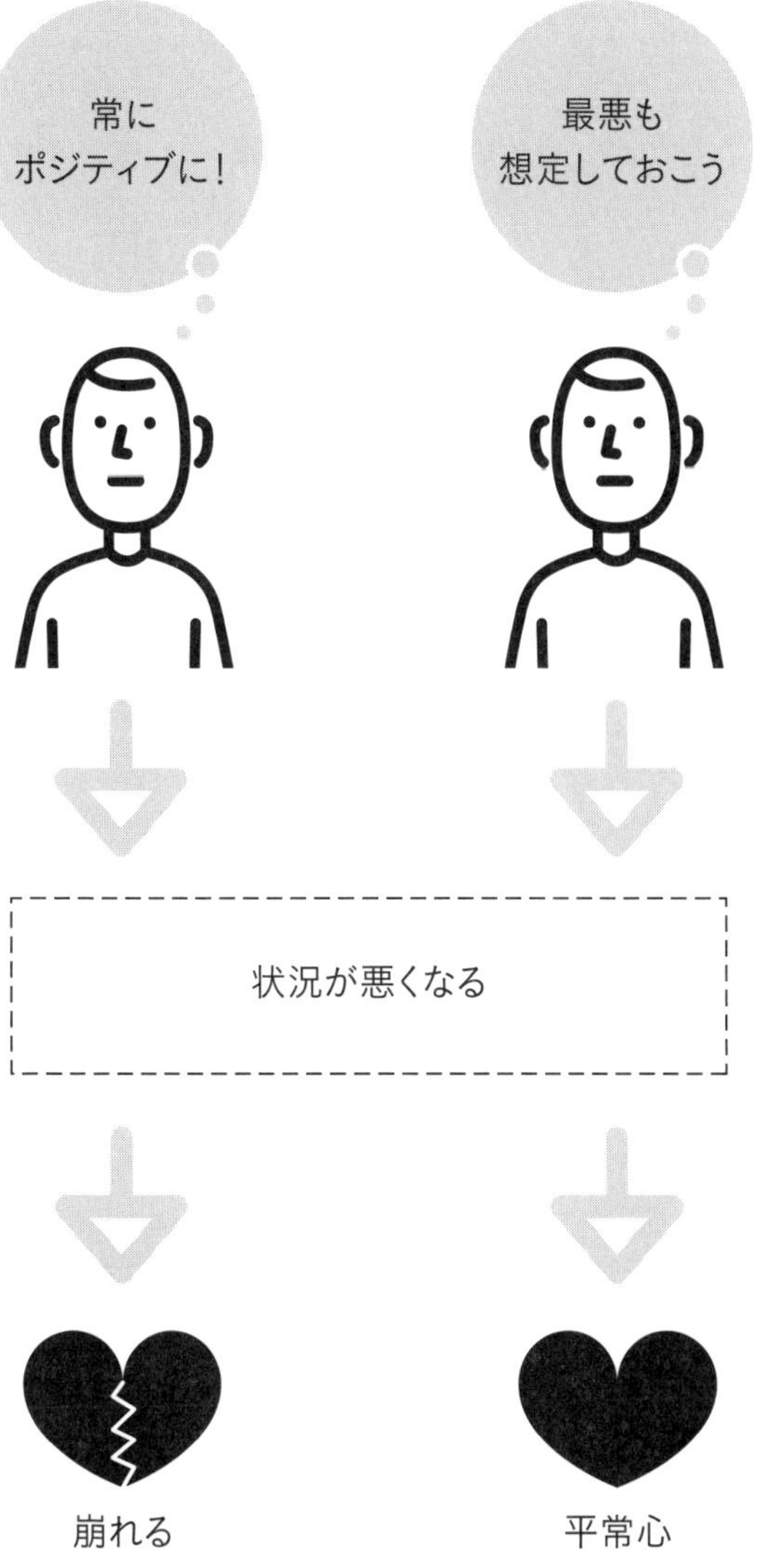
常に
ポジティブに！
最悪も
想定しておこう
状況が悪くなる
崩れる
平常心

Chapter 0

06

喜ぶ人が見えると「快」になる

過去の記憶データを引き出して感情を作るという話をしました。

しかし成功体験があまりない方にとっては、プラスの言葉を言ってもプラスの感情になっていかない場合もあります。

なぜなら成功体験を持っている人は、プラスの言葉を口にしたときに過去の記憶データを検索してくれて、プラスの感情に働きますが、過去に成功体験がない人にとっては、記憶データ自体が乏しいため、言葉で感情を変えることが難しい場合もあるからです。

言葉以外でプラスの感情に持っていくためには、イメージトレーニングが重要なのですが、その中でも「喜ぶ人が見える」というイメージトレーニングは言葉を使わなくても脳を「快」にできる有効な手段なのです。

身近な人や大切な人が喜んでいる姿を思い浮かべることで「快」の状態にして、スイッチを切り替えているトップアスリートは多数いらっしゃいます。

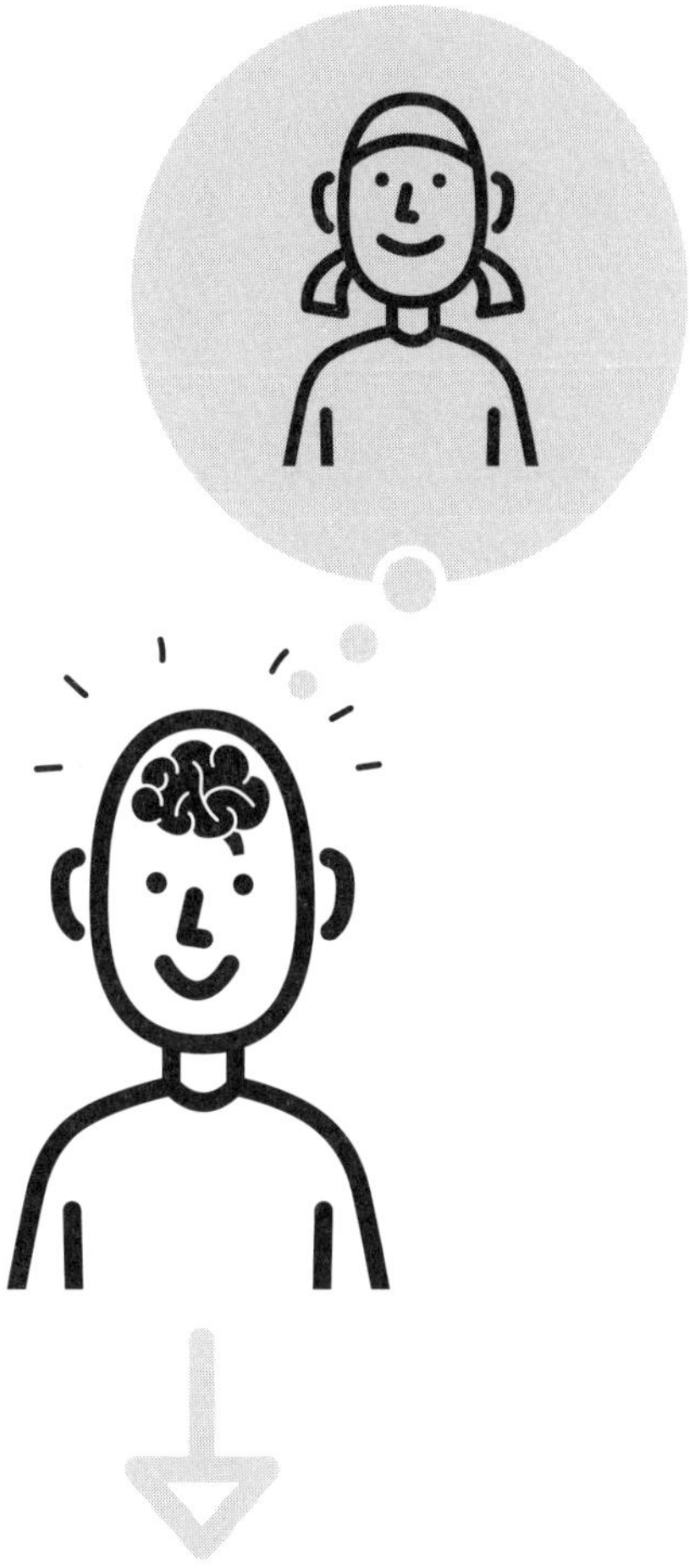

成功体験がなくても
「喜ぶ人」をイメージすると脳は快になる

Chapter 0

07

感謝のエネルギーは計り知れない

「感謝」を表現することで、脳内に「エンドルフィン」と呼ばれる物質が発生することがわかっています。

「エンドルフィン」は脳内麻薬とも言われており、痛みや苦しさを鎮静してくれる効果があります。

ランナーズハイはまさにエンドルフィンが出ている状態です。しんどい状況でもエンドルフィンが流れることによって楽な気持ちになれているのです。

同じように「感謝」することでもエンドルフィンが放出されます。

ランナーズハイはコントロールできませんが、感謝は自分次第で表現をすることが可能です。

感謝が大事ということはよく耳にすることかもしれませんが、こういった効果があることからも重要な表現なのです。

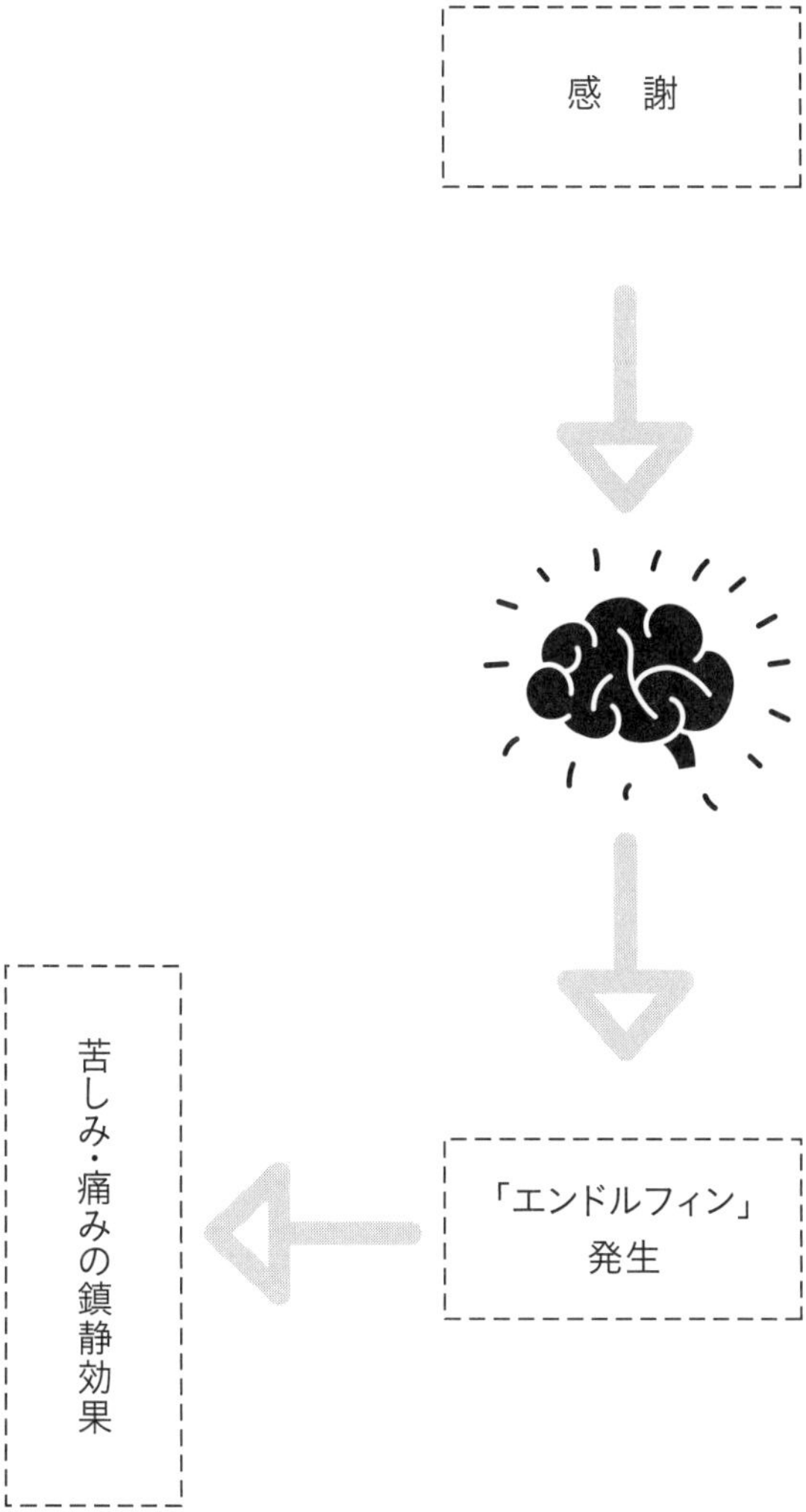
感　謝
「エンドルフィン」
発生
苦しみ・痛みの鎮静効果

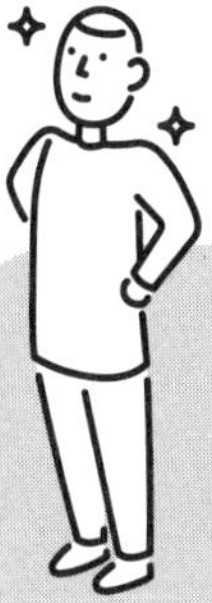

第1章

自己肯定感のプラス言葉とマイナス言葉

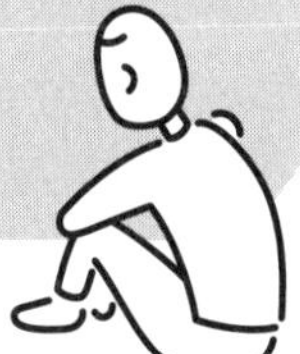

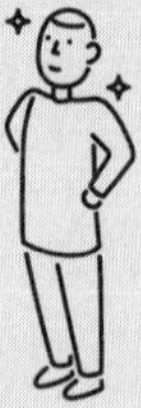

百年メンタルの原則①

自己肯定感

「できないことに目を向ける癖」から抜け出す

「自己肯定感の低い生徒が増えているんです」

とある中学校の校長先生からのご相談です。

近年、学校でも自己肯定感を高めることに大きな関心が集まっています。

「自分にはできないかもしれない」

「自分はダメなのかもしれない」

このように自己肯定感が低くなる大きな要因に、これまでの「できなかった」体験が脳に深く記憶されてしまっていることがあります。

そうすると常に物事をマイナスに考える傾向になり、心の状態はなかなか上向くことはありません。

自己肯定感を下げないための原則は、「自分や物事のマイナス面だけではなく、プラス面にも視点を移せるようにしてみる」ことです。

例えば、コップに水が半分入っている状態を思い浮かべてみてください。

「水が半分しか入っていない」と表現した場合は、水が入っていない部分を見ているわけです。

一方で「水が半分も残っている」と表現した場合は、水が入っている部分を見ているのです。

同じものでも視点がどこにあるのかによって表現が変わりますね。

これを自分にも当てはめてみる。他人にも当てはめてみる。そうすると、少しずつ自己肯定感に影響が出てくると思います。そう言われてもいきなりは難しいかもしれませんね。

まずは「できないこと」に目を向けないようにする。できないことは「できない」と割り切る。それが重要です。

この章では自己肯定感に関するプラスの言葉を使って心を整える実用的なメソッドをお伝えしていきます。まずは小さなことから始めてみましょう。

Chapter 1

01

× 「〜しなければいけない」

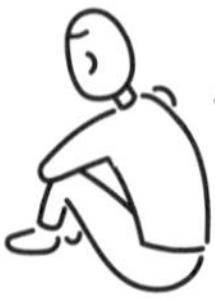

○ 「〜しよう」

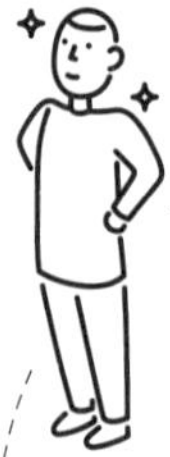

「〜しなければいけない」は脳にストレス大

「ノルマを終わらせなければいけない」「試合に勝たなければいけない」など、「〜しなければいけない」という言葉は日常的に使われる言葉ですね。

しかし「〜しなければいけない」という言葉は一見してプラス言葉のようですが、実は**脳には「義務感やプレッシャー」として伝わり、逆に自分を追い詰めてしまう**マイナス言葉なのです。脳にストレスがかかってしまい、物事へのワクワクとした気持ちがなくなってしまいます。

ですから、「〜しなければ」ではなく「〜しよう」という言葉に言い換えてください。「試合に勝たなければいけない」は「試合に勝とう」と言った具合に、変換しましょう。優勝を期待されたアスリートやチームが、義務感で押しつぶされて思いも掛けないところで敗退してしまう原因はここにあります。**「〜しよう」と言う時に楽しそうに話すことも大事**です。語尾に音符記号が入るイメージですね。楽しそうに言葉を発することによって脳がプラスのことだと勘違いします。また過去の「〜しよう」とワクワクした経験が蘇ってくるため、能力は発揮しやすくなるのです。義務感やプレッシャーから解き放つ言葉を使って、脳をだましていきましょう。

Chapter 1

02

✕ 寝る前に「ダメだった」と反省

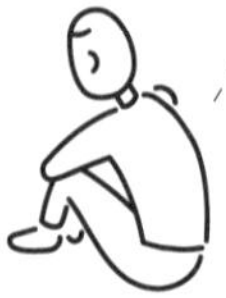

○ 寝る前に「あれはできた」と考える

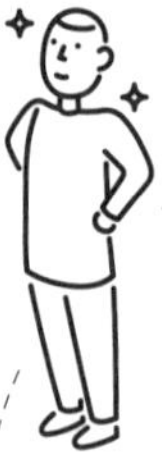

脳は寝る直前に感じたことを繰り返す

脳は寝た瞬間にその日1日を再生する機能があります。

もしも、その日1日を否定的な思いで過ごしていて、寝る前まで引きずってしまうと、**脳は睡眠中にも否定的な出来事を何度も反復**してしまい、マイナスのイメージトレーニングを繰り返していることと同じになってしまいます。自己肯定感を大きく下げる原因となってしまうのです。

嫌なことがあったなら、脳は最後を強く記憶するという性質を使いましょう。

1日中否定的な思いになる出来事ばかりだったとしても、**寝る前に肯定的な思いをつくってしまえば、肯定的な記憶データとして記憶**してくれます。

寝る前に今日できたこと、今日うまくいったことを少しでも思い出す習慣が作れると最高ですね。できることを繰り返してますますできるようになっていきます。

今日は全部がうまくいかなかったという日があっても、「明日、朝早く起きて前向きに行動できている自分」を思い浮かべてみるのもいいでしょう。「アフターコロナの中でこんなふうにできている」という悪いことを乗り越えた後の明るい未来を描くのもいいでしょう。この**「脳のゴールデンタイム」**に実現イメージを描くことが大事です。この繰り返しが将来の自分をつくります。

Chapter 1

03

× 「自分なんて〜」

○ 「自分だからこそ〜」

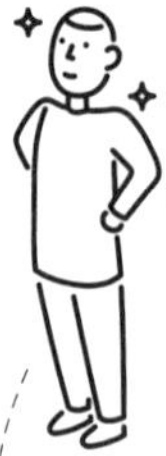

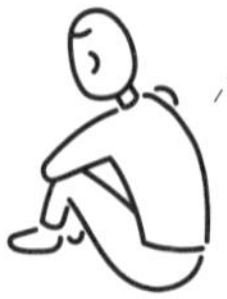

「なんて〜」は潜在能力を制限する言葉

「あの人と比べれば自分なんて〜」「能力の低い自分なんて〜」と自分を下げるクセがついていないでしょうか。

ある意味その謙虚さは素晴らしい部分もありますが、「自分なんて〜」という言葉は脳にはマイナスとして伝わってしまいます。そればかりを使っていると自分の本来持っている潜在能力を制限してしまうのです。

ですから、**「自分なんて〜」という言葉を「自分だからこそ〜」と変換するクセ**を持っていただきたいです。

例えば、「周りの目を気にしてしまう」と悩んでいるのなら、周りの人が気になるというマイナス面を、「だからこそ」という言葉を入れて「周りの人が気になってしまう。〝だからこそ〟落ち着いて周りを見られている」という捉え方もありますね。「周りの状況がよく見える」というプラスの側面を見つけることができたわけです。

大きな成果を残せる人というのは、**自分の欠点をプラスに転換できる人**です。失敗やミスが続くと自分の欠点に意識が向き自信が失われることがあります。しかし先の例のように視点をマイナス面からプラス面に変えることによって、物事のプラスの側面に気づき自信へとつながっていくのです。

Chapter 1

04

×「すみません…」

○「ありがとうございます」

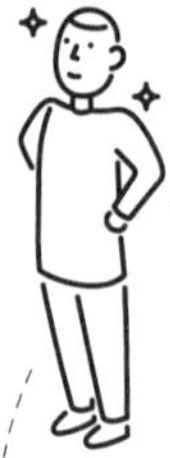

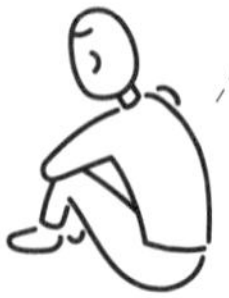

「ありがとう」は幸せホルモンを無意識に放出する

謝罪の場面では必要な言葉ですが、自分が悪いことをした訳ではないとき、些細なことで**「すみません」と口癖のように反射的に言ってしまう**人がいます。

例えば、人に何かをしてもらったときに「すみません…」と言ってしまうことはありませんか？　エレベーターでボタンを押してもらったとき、上司にアドバイスをもらったとき、人に迷惑をかけたと思ってつい「すみません」と出るのかもしれませんね。でも、そうではなく「ありがとうございます」というように意識的に変えてみてはいかがでしょうか。

些細なことなのですが、この小さな変換が重要です。

「ありがとう」と感謝の言葉を口にすると、脳幹から**「ドーパミン」や「エンドルフィン」といった報酬系のホルモンが分泌される**ことがわかっています。この報酬系ホルモンが分泌されると、脳が快反応を起こし肯定的な状態になります。そうすると無意識にパフォーマンスも向上していくのです。**ありがとうの繰り返しが、いつの間にか自己肯定感を高めてくれる**のです。日常のあらゆるところに感謝のタネはたくさんあると思います。人から何かやってもらった時に、「すみません」ではなく、「ありがとう」という言葉が出るように、普段から意識的に使っていきましょう。

Chapter 1

05

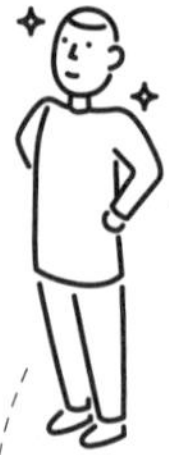

×「あの人のここがダメ」

○「あの人のここがすごい」

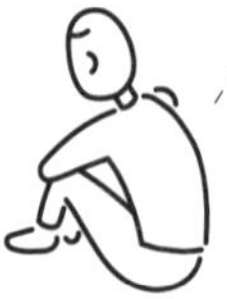

脳は主語を認識することができない

潜在意識は主語を認識できません。

ですから、人のことを悪く言っているのは、自分のことを悪く言っているのと同じなのです。例えば、「あいつはダメなやつだ」「○○さんは頭が悪い」などといっていると、**自分の脳に「自分はダメ」「自分は頭が悪い」と記憶されてしまう**ので、結局、言っている通りの自分が作られてしまうのです。

同僚の悪口を言う。先輩の悪口を言う。それは欠点を見つける作業であり、そして自分の**脳に不快を刻み込んでしまう言葉**です。

逆に、人を褒めるということは、その人のいいところを見ようとする作業で、脳に快が溜まっていく言葉です。

「あの人はすごい」と褒めることは、「自分がすごい」と言っているのと同じことを脳が感じるため、自己肯定感がどんどん上がっていきます。

自分がうまくいっていない時など、人を素直に称賛できない時もあるかと思います。

それでも、この脳の性質を思い出して、言葉や態度で表現してほしいのです。

脳は他人に対して思ったことを自分のこととして捉えます。

他人を褒めると、自分にもプラスがあるのです。

Chapter 1

06

×

「どうせ無理だ」

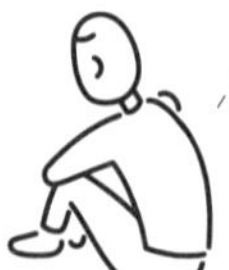

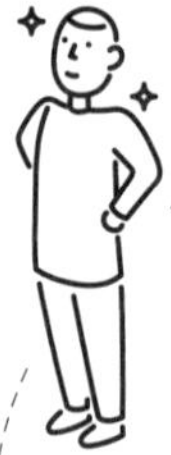

○

「どうせ無理だ…
今のはナシ」

脳は言葉の最後を強く記憶する

「どうせ無理だ」「やってられない」と言ってしまうことはあるでしょう。マイナスの動作や表情はしないほうがいいのですが反射的に出てしまうのはある程度仕方がないことです。そこで、**マイナスの動作や表情をした後には、それを打ち消す動作**をして欲しいのです。脳は後を強く記憶する機能があります。

ですから、マイナスのことの後にしっかり打ち消す動作をすれば、脳はマイナスのこととして受け取りません。

効果的なのは**「ナシ」**と言って手で目の前を払いのける動作です。

例えば、「どうせ無理だ」と思ったら（口にしたら）「ナシ」と言って手で目の前を払いのけるのです。または、「紙屑を握りしめる動作をしてゴミ箱に捨てる」といったイメージでも構いません。マイナスな言葉をいってしまった後に、**打ち消す動作を癖にすることが重要**です。ストレス発散のために吐き出したくなることもあるでしょう。その時に抑えてしまうのもまたストレスになりますから、1人の時間などに思いっきり吐き出してしまってもいいです。ただしその後にも、きちんと打ち消してあげましょう。

これができると、否定的な言葉を無理やり抑えなくても大丈夫です。脳は後を記憶しますので、とにかく最後はプラスで締めくくる。これを習慣にしてみましょう。

Chapter 1

07

×

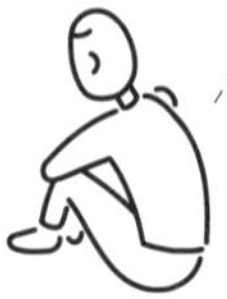

「悪いのは
あの人だ」

○

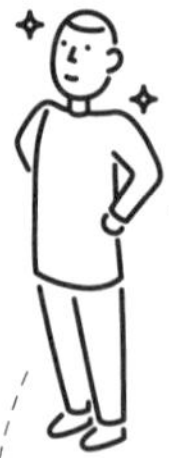

「悪いのはあの人かも…
でも相手の立場から
見るとどうだろうか」

自己防衛本能により被害者意識が強くなる

動物には元来、**「自己防衛本能」**という性質があって、「自分に危険があると、自分は悪くない、悪いのはあの人」という考え方になることがあります。

自己肯定感の低い人の特徴として、自分のことしか見えておらず「自己防衛本能」が強く働き、被害者意識が強いという傾向があります。

被害者意識が強いと悪いことばかりを突きつめて、心が不安定になります。

ですから、意識的に**「相手の立場から見るとどうだろうか」**と考えてみたり、言ってみたりして、視野を広げてあげる必要があります。

例えば、「口うるさい上司」の立場からものを見てみてください。今までは指導を受ける側の発想しか持ったことがなかったら、上司から見える不満にはじめて気づくかもしれません。「社長」の目線ならもっと変わってきますね。売上に対しての意識、社員への接し方など、学べることが出てくるでしょう。

視野が広がるということは、被害者意識が、変わってくるということです。

あまりにも理不尽な考え方は受け入れる必要はありませんが、視野を広げて自分以外の立場からみることで相手の立場を理解できたり、許せたりすることもあります。違うものの見方ができると、不快な感情も快へと変化させることもあるのです。

Chapter 1

08

×

「どうして失敗したんだろう」

○

「どうして成功するようになったのだろう」

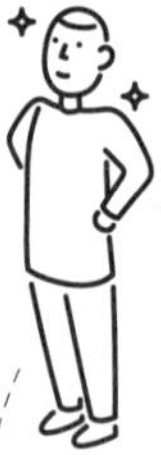

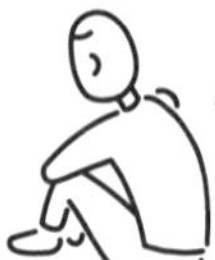

脳は質問に全力で返答する機能がある

脳は問いかけに対して、全力で答えるようにできています。

ですから、どういう問いかけをするかによって答えが変わってくるのです。

自己肯定感の低い人は失敗した時に、「どうしてできなかったのか」「どうして失敗したのか」を問いかけがちです。そうすると、脳はマイナスの答えを出すようになります。

逆に**「どうしてうまくいったのだろう」「どうして成功するようになったのか」という肯定的なことを質問**してあげてほしいのです。

そのオーダーに脳は全力で応えようとしますから、プラスの答えが出てくるのです。

たとえうまくいっていなくても良いのです。仕事で成果が出ていない時に、「なんでこうなったのだろう」と思い続けても、前に進めません。

その代わり「どうして成果が出るようになったのだろう」と考えてみてください。「習慣を変えたから」「時間の使い方を変えたから」などいろんな答えが出てくるでしょう。

そのようなプラスのイメージが出てくることが重要なのです。

成功に向かって進むポジティブな脳が出来上がり、行動も好転していきます。

食堂で、「カレーライスください」といえばカレーライスが出てくるように、脳も「良いこと」をオーダーすればそのまま良いものを提案してくれるのです。

Chapter 1

09

×

「自分にないものは
なんだろう」

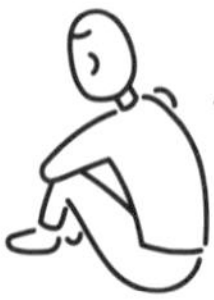

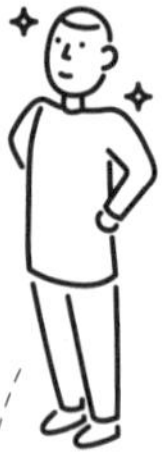

○

「自分にあるところは
なんだろう」

「ある」ところを探すことがプラス思考の鍵

コーチングの際に、短所と長所を書いていただく機会があります。

そういう時に、自己肯定感が低い方は、短所はたくさん出てくるのですが、長所がとても少ない傾向があります。どちらから書いても良いのですが、短所から書き始めることが多く、人によってはそれは短所なのかな？　と思わされる人までいるのです。

トップアスリートや一流の経営者の方などは、短所はそこそこに、**たくさんの長所をしっかりと認識**しています。本人から見たら短所でも他人から見たら長所だと思えることはたくさんあります。ですから、長所に目を向けて欲しいのです。

では、どうやれば、長所に目が行くようになるのか。それは**「物事の良い部分を探すようにする」「いろんなことのプラス面を見る」**癖をつけることです。「ある」ところを見ているのか「ない」ところを見ているのかということです。うまくいかないことだったり、失敗したという体験に対して、**自己肯定感の低い人は情報のマイナス面ばかりを見ています**。

エジソンはいくつ失敗を重ねても、「失敗が成功のもとになる」と情報のプラス面を見る習慣がありました。考え方１つで１８０度変わるのです。自己肯定感が低くなっている人は、意識して物事のプラス面を見るようにしてみましょう。

Chapter 1

10

×

「最悪だ」

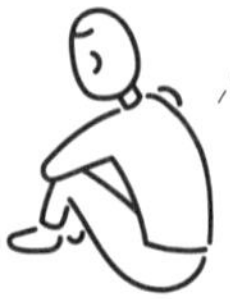

○

「いいね！」

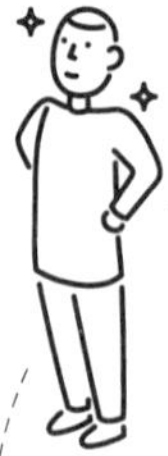

できたことの積み重ねが心を安定させる

目標に向かって頑張っていても、時には未達になることもありますね。

その時に、「未達だった…最悪だ…」とできなかったことを考えても前には進めません。

ですから、「できていること」に目を向ける癖をつけてください。

そのときの合言葉は**「いいね！」**です。

目標未達でも、その中でも前回よりできているところを探していく作業をしましょう。

失敗に終わったけれど、こんなことができるようになって「いいね！」

以前よりかは課題が明白になって「いいね！」

などと、できていることに目を向けましょう。

誰かを指導するときも同じです。

こういうことができているよね。行動はできていたねと。「最悪」ではなくて、「これいいね」というように、できていることに目を向けさせることが大切です。

オリンピックを目指すようなトップアスリートに対して**「日記を書くこと」**を勧めています。その内容は**「今日できたこと」「いいねと思ったこと」をとにかく羅列**してもらうことです。1日を振り返って、些細なことでもいいので書き出してもらうのです。

「いいね！」を考えるいい習慣になります。ぜひ実践してみてください。

Chapter 1

11

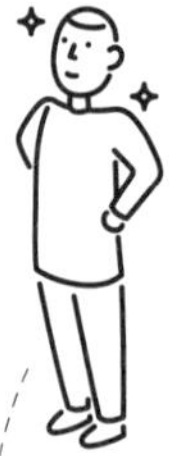

×「感動できることがない」

○「チョイ超えをやってみよう」

感動力を上げると ポジティブ脳に なっていく

自分を否定的に感じていて、自己肯定感が低い人の特徴として、**「感動力が低い」**ことが挙げられます。

つまり、物事に対して心が動かなくなる。いろんなことに対して感情表現が乏しくなっている状態なのです。その状態になると危険なのは、人から親切にされたり、自分で良いことをやったりしても、プラスに心が動かないため自己肯定感が上がっていかないことです。

ですから、プラスに感じて心が動く、「感動力を高める」必要があります。

感動力を上げるために重要なのは、**普段やらないようなことをちょっとやってみる**ことです。私はその行動を**「チョイ超え」**と表現しています。

いつもよりちょっと恥ずかしいと思うこと、ちょっと照れくさいと思うこと、ちょっと勇気が必要なことを1つでもやってみるということですね。

例えばボランティア活動や街のゴミ拾いなどです。

そこで人からありがとうと感謝されると、さらにもっとやってあげたい気持ちになり心が徐々に動くようになってきます。ちょっと勇気のいることを日常に取り入れて、感動力を高めていきましょう。

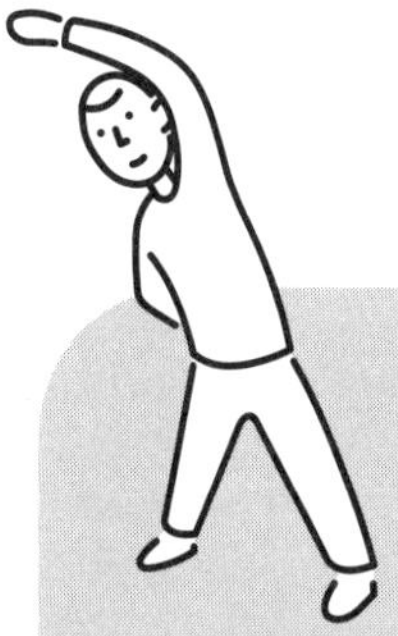

第2章

やる気のプラス言葉とマイナス言葉

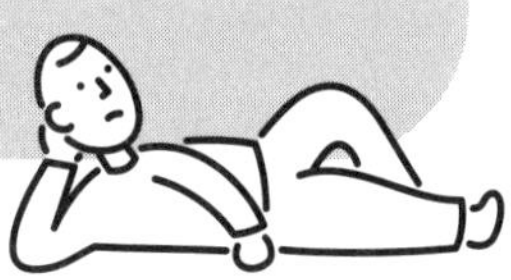

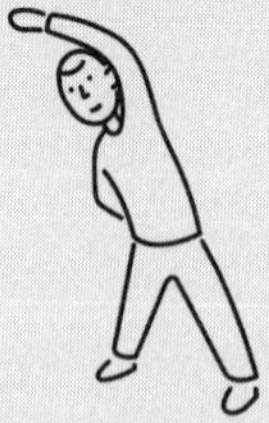

百年メンタルの原則②

やる気

1mmでもやり始めれば勝ち

やる気はワクワクからしか生まれてこない。

これは、第0章でも語ったことです。

ただし、「ワクワクは、動きはじめるとでてくる」ということもわかっています。

掃除をするまでは面倒くさいけれど、掃除をしてみたら途中から他の場所も掃除したくなってしまう。隅々まで綺麗にしたくなってしまう。

そんな経験があるのではないでしょうか。

まさに動きはじめるとやる気が出たといういい例ですね。


ですから、まずは小さいことでもやってみる。

それを大事にしてほしいと思います。

人はいざ動き出そうとするときに、夢ややりたいことが大きければ大きいほど怖気付いたりしてしまうものです。

それに、やりたくない課題や宿題は本当にやる気になりませんね。

それでも、10やることがあったら、1でも手をつけてみてほしいと思っています。

1つでも進めば、メンタルも上昇していきます。

自分がやりやすいことから手をつけて、徐々にエンジンをかけていくのもありです。

とはいえ、最初の一歩が難しいというのはわかります。

ですので、第2章では、やる気に火がついた状態を保つ言葉や動作、習慣を定着させるための方法などをお伝えしていきます。

諦めやすい脳から脱却するために、この項目の中の1つだけでもいいのでぜひ実践してみてください。

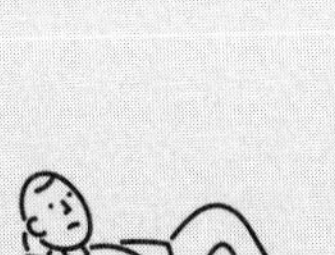

Chapter 2

12

× 「〜したい」

○ 「〜する」

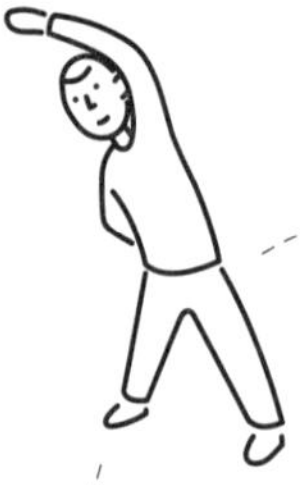

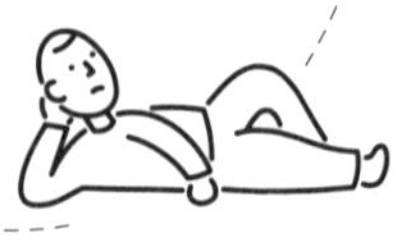

脳は断定・進行形の言葉にだまされる

「〜したい」という言葉は責任やプレッシャーから解放させる役割があるため、夢や願望を描くときには必要かもしれません。

しかし、その一方で**諦めの感情も入ってしまっている**のです。

「できれば」という裏には「条件が整ったら……」、「努力したい」という裏には「努力はするが……」といった〝言い訳〟が隠れてしまっています。そこで、「〜したい」という言葉は「〜する」「〜できている」と言い換えていただきたいのです。

実は、脳は「〜する」や「〜できている」という断定・進行形の言葉にだまされてしまい、そのことを勝手に実現しようとする性質があります。

ですから、本気で物事に取り組みたい時には**「できる」という断定の形、もしくは「できている」という進行形の言葉が有効**です。

「できたらいい」は「できる」に。

「努力したい」は「努力する」に変換しましょう。

そうすることで、**脳は錯覚**を起こして、「そうなんだ」「そうなるんだ」と思い込み実現しようとします。

「〜したい」と「〜する」には言葉以上の差があるのです。

Chapter 2

13

×

「とにかく前向きに頑張る」

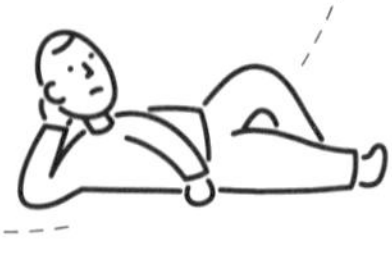

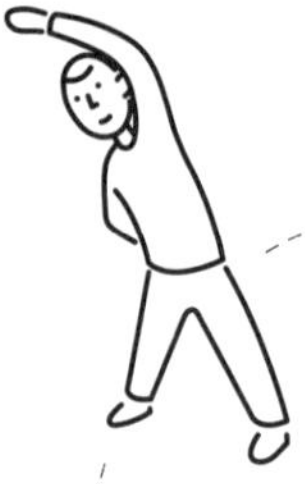

○

「自分なりのNo.1を目指す」

№1を意識すると取り組む内容が変わる

高校野球の試合で、とりあえず初戦を勝てるように頑張るのと、優勝目指して頑張るのには、大きな差ができます。

なぜかというと、**「練習の仕方」が変わってくる**からです。

優勝するための練習なのか、試合に出るためだけの練習なのか、という考え方の違いで練習内容は雲泥の差になりますね。

ここで重要なのは「一番になること」ではありません。

一番を目指すことで、物事に対して本気になること、やる気に燃えることが重要なのです。オリンピックのメダリストにも、いわゆる「№1宣言」をしていただいていますが、決して世界で一番とか全国で一番という大きな目標じゃなくてもかまいません。

ですから、「チーム内で一番元気な声を出す」「誰よりも多く素振りをする」など、小さなことでも何でもかまわないのです。少しでも目標へ進む原動力として、**「№1宣言」**をしてもらうことが重要なのです。

自分を何かの№1だと表現すると、そこに向かって意識して行動するようになります。目指す姿に向かって創意工夫するようになると、日々の生活も仕事も楽しくなっていくのです。

Chapter 2

14

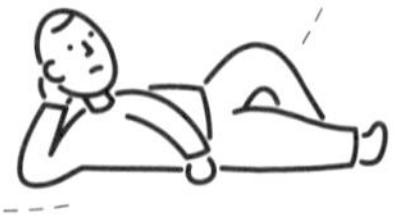

×

「どうやるか」しか
考えていない

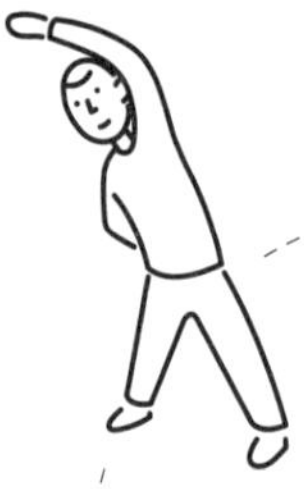

○

「なんのために」がある

「目的意識」が燃え尽きない脳を作る

燃え尽きない脳を作るためには、**「目的意識」**があるかどうかが問題です。

目標があっても、目的がないのは長続きしません。

売り上げ1番を目指すという目標があっても、「なんのために」という目的がないと壁にぶつかったとき燃え尽きてしまいます。

ですから、**物事を始めるときに「なんのために」を考える**必要があります。

車でたとえるなら、行き先を決めたあとに、そこまでどうやっていくか、道順を考えますね。ここまでが目標設定です。

でも、車にガソリンが入ってないと動きません。

そのガソリンが目的になるといったイメージです。

目標に向かうためのエネルギーを満タンにするために「なんのために」が大事だということです。

目標を設定したあとに、この2つを徹底して考えてみてください。

「なぜあなたがそれをする必要があるのか？」「今それをする理由は何か？」

それが燃え尽きないようにするカギです。このステップを踏んでおくことで、やることの意義が明確になります。そして目標までやり遂げるエネルギーになるはずです。

Chapter 2

15

× 目線が下を向いている

○ 目線が前を向いている

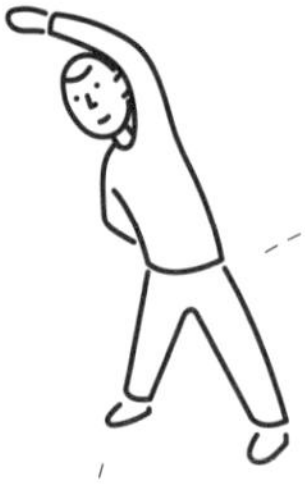

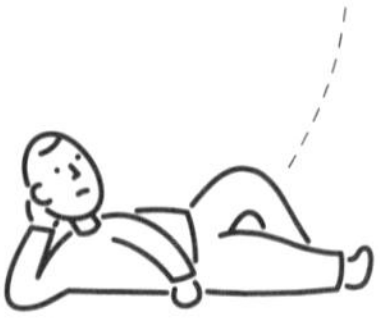

「態度」を変えて脳に「よいこと」だと思わせる

うつむき加減に歩いていて、気分が上がることはなかなかありませんね。

なぜ、そうなるかというと、**「目線を下に向ける」行動は失敗したり落胆したときと同じ姿勢**だからです。何か失敗をしたとか叱られたときに、そういった姿勢をしているため、同じ状況の時に過去のマイナスの記憶が呼び起こされるのです。

うつむき加減でいるということは、「叱られた言葉」を何回も脳で反復してしまう状況だとも言えます。その時の気分を思い出してしまい、失敗のループに陥ってしまいます。

やる気に火をつけるためには、辛くても動作から変えてみてください。

脳は思いよりも言葉や態度、表情に影響されやすく、ポジティブな態度や表情をすると心もそうだと錯覚してその通りに思いが変わります。
意識的に背筋を伸ばして堂々と歩くだけでもいいのです。

さらに言えば、笑顔でスキップしてみてください。

それだけで気分がとんでもなく明るくなってきませんか。

それは脳が騙されている証拠です。

ただし一時的なものでもあるので、普段から意識して習慣にしていくことが重要です。動きから変化をつけて、前向きな動作を癖にしましょう。

Chapter 2

16

×

「変えないことが
心地いい」

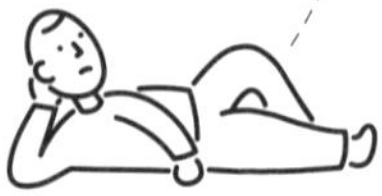

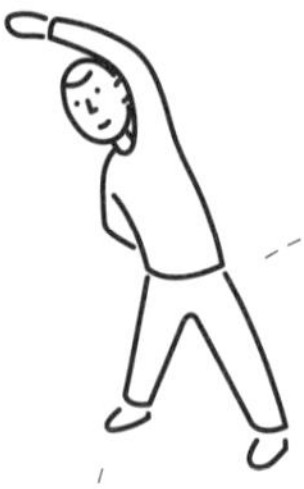

○

「変えないとどうなって
しまうのだろう?」

問いかけで「変化が好きな脳」に切り替える

やる気が全く出ないのは、「変えないことをよしとする」「習慣を変えない状態をよしとする」ということが癖になっているのが原因として挙げられます。そのような状態では、やる気が続かない人はずっとやる気が続かない状況をよしとしてしまうのです。脳が変えないことをよしとしているので、惰性で動いてしまっている状態です。

ですから、**「変えることをよしとする」脳にする**必要があります。

そのために、1つの問いかけをまずはしてみてください。例えば、ダイエットをやろうと思って、朝にランニングしようとするとします。ですが普通にはじめてもなかなか続かないでしょう。

しかしその時に**「ランニングをやらないとどうなってしまうのだろう?」という恐怖の問いかけ**をおこなってみてください。ランニングしなければ体に悪い、太る。などという恐怖の答えが連想されると思います。そこで脳が不快になるために、徐々にランニングをしないと気持ち悪い感覚になっていくのです。**反応を変えないことをダメなこと、不快な状況にさせていくことが重要**です。逆に反応を変えることで「快」になっていくので、「変えることをよしとする」脳に徐々に変化していきます。変えないことによるデメリットをたくさんイメージして、変えたいという思いを醸成していきましょう。

Chapter 2

17

×

「置かれた環境がダメだ」

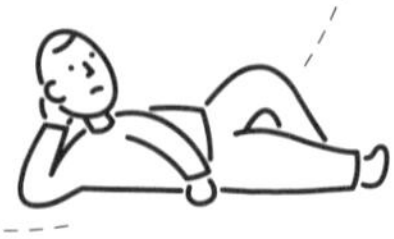

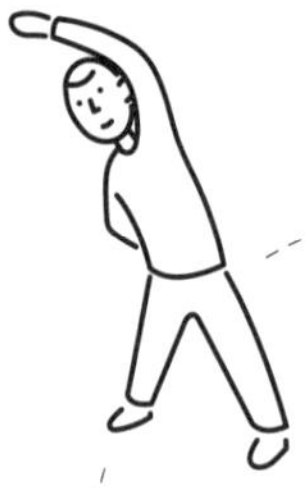

○

「置かれた環境の見方を変えてみよう」

環境肯定感が高いと成果は出やすい

置かれている環境に対して不満を持つことがあると思います。

これは**「環境肯定感」**が低くなっている証拠です。環境肯定感とは、今の自分のいる環境（会社、仕事、職種、家庭など）が好きだと肯定的に感じられていることです。これが低いということは、今の自分の環境に不平や不満があると言い換えることができるでしょう。そういう時は今の環境を変えれば良いきっかけを掴むことがありますが、今の環境にいないといけない状況にあったり、環境が変わってもそこが良い環境とは限りませんから、そういうときに環境肯定感が低いと前向きに行動することは難しいのです。

ですから、**環境肯定感が低い時は、環境に対する視野を広げる**ことが重要になってきます。例えば、登山中。登っている最中はまだまだ遠い感じがして、しんどいなと思うものですね。道のりを見るとしんどいと感じて気分がどんよりします。でも、頂上に立っている自分を想像して考えると、前向きな気持ちになれませんか。「今の自分から見るか」それとも**「成長した自分から見るか」**で、環境に対する見方が変わるのです。トップアスリートも怪我した時には、怪我している現状を責めません。怪我を乗り越えて結果を残した自分のことを考えているのです。現状を悲観するのではなく、乗り越えた自分をイメージして取り組んでいきましょう。

Chapter 2

18

×

「楽な道か苦な道か
どちらを選ぼうか」

○

「自分が成長できそうな
道一択」

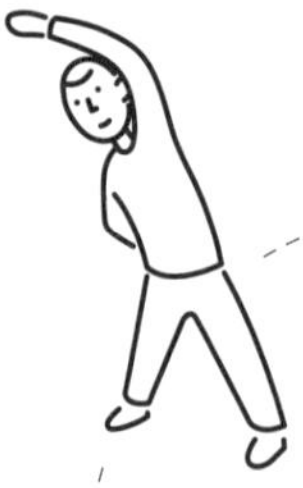

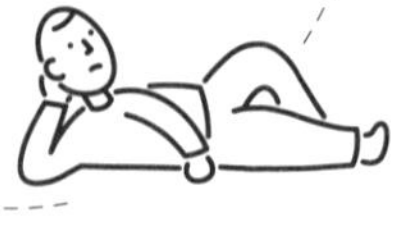

判断軸を1つにすると迷いがなくなる

仕事や人生において、どちらか一方を選択する場面があるとします。

その時、人は苦しい道か、楽な道かの２つの軸で判断しがちですね。

しかし、やる気を出して行動するために重要な判断軸は**「自分が成長できそうかどうか」**という１つの軸だけでオッケーです。

自分が少しでも前に進んでいるという実感がないと、脳はすぐに諦めてしまいますから、成長できるかどうかの優先順位を高くしていただきたいのです。また、人は基本的に１つのことにしか集中できないので、**１つに絞る**ことは重要です。

選んだ道が仮に険しい道であっても、成功すれば、自分の潜在能力を引き出して可能性を拡げられます。

仮に失敗しても、経験という貴重な財産が手に入ります。

判断軸が間違っていなければ、どちらにしても自分の成長につながっていくのです。

迷ったらワクワクする「成長できる」ほうを選びましょう。

私たちの普段の**行動のほとんどは無意識の領域でされている**ので、放っておくとこれまでと同じ行動を繰り返すだけです。ですから意識して選択肢を変え、諦めやすい脳を前向きに行動する脳に変えることが必要です。

Chapter 2

19

×

「やりたいことは密かに進めよう」

○

「やりたいことは発信しよう」

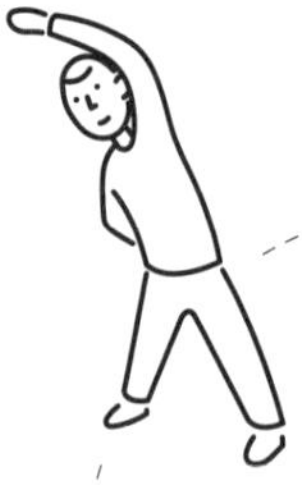

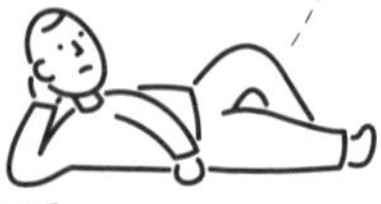

観察者効果でモチベーションが上がる

やりたいことを口にしないということは、それを誰も知らないということです。結局、誰もサポートも応援もできない状態ですね。

心理学では、**「観察者効果」**という言葉があります。誰かに観察されていることで、観察される側の心に影響を及ぼすというものです。例えば、野球のホーム試合で勝率が上がるのは、ファンである観客からの好影響がありますね。

ですから、自分がこんな目標があると発信することから初めて、サポートする人が生まれて**心にプラスの影響**をもたらしてくれるのです。逆に１人で始めたことは、いつの間にかフェードアウトすることが多いのです。それは気持ちが「自分だけのため」となっていることが大きいのです。自分だけが見ている日記よりも、誰かが見ているＳＮＳでの発信の方が長く続くはずです。**人から見られていることがわかると、諦めにくいメンタルに変わります。**ＳＮＳが発達している時代ですから、発信しやすい時代です。私は毎日メルマガを書いていて、毎回反応をくれる方がいるから続けたくなりました。そして「高校野球のコーチをやる」と発信していると、高校野球の監督と繋がりができました。「オリンピック選手のサポートをする」といったから選手から声がかかりました。発信から輪が出来上がりました。何かを達成したいとき、ぜひ発信してみてください。

Chapter 2

20

✕

壁を前にしたとき
「なぜ
こうなったんだ」

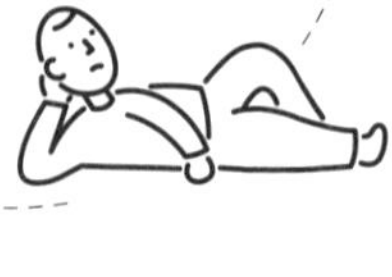

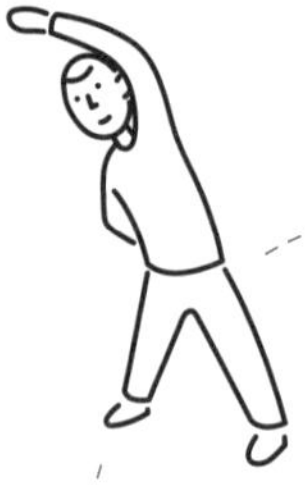

○

壁を前にしたとき
「ワクワクしてきた」

笑顔や拍手で脳をプラス方向に勘違いさせる

目の前に困難な壁がやってきた時、真剣に考えることはいいですが、必要以上に深刻になるのはやめましょう。「なぜこうなってしまったんだ」「どうしたらいいんだ」と原因ばかりを思い詰めてしまいます。ただ単に思い詰めると、脳は「不快」に感じてしまい行動も変わりません。脳を「快」の状態にしなければ壁を打破することはできません。

ですから、ここで重要なことは、**わざと意識をして面白がる**ことです。

笑顔になったり、拍手をしたり、面白いね、楽しんでいこうぜとストレートに楽しむ動作や言葉を発することです。脳は出力を信用しますので、**プラスの言葉を言うことで勘違いさせる**ということですね。嘘のようですが、これまでたくさんの場面でこういった行動が良い結果につながったことがあります。メンタルコーチングをしている星稜高校野球部で0－8から大逆転して甲子園出場を決めたことがあります。9回裏まで0点で負けている状況でしたが、「逆転できたら面白いよな」「よし、やってやろうか」とチーム一丸となって9回裏の攻撃に挑んでいったのです。笑顔の猛攻の結果9点を取り、大逆転したのです。もしも深刻に考えて「打たないとダメだ」「なんでこんなことに」などと思っていたらすぐに試合に負けていた可能性は高いでしょう。

「困難な状況こそ笑顔で顔晴る」シンプルですが、とても重要なことだと思います。

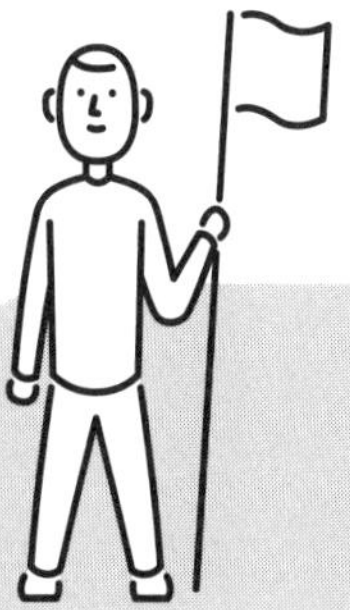

第3章

目標のプラス言葉とマイナス言葉

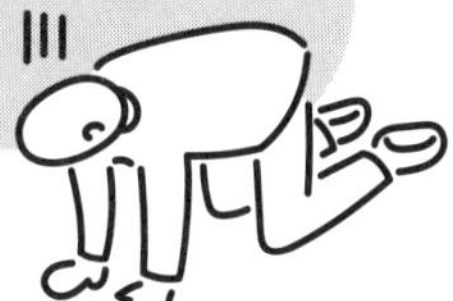

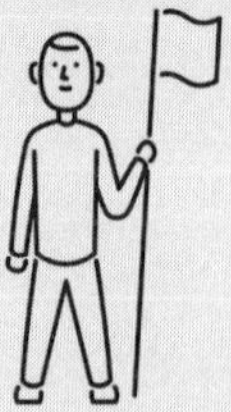

百年メンタルの原則③

目標

「やりきった経験」が心を安定させる

この本を読んでくださる方の中には、「目標を決めることが大事だ」と口酸っぱく言われてきた方もいらっしゃるかもしれません。

そもそも、なぜ目標が大事なのか、改めてお伝えさせてください。

目標がない、ということは「行き先が見えない」状態のことですね。

「行き先が見えない」とは、どこに向かえばいいかわからない状態です。

これは、見えない場所を右往左往して、体力と精神と時間とお金を「浪費」してしまっている状態です。

目標を見つけてそこに向かうのは「投資」になります。

消費と投資の違いは大きいものです。

船を操縦していることをイメージしてください。

どこかに向かおうとすれば体力も時間もお金もかかります。

そこで、目的地が見えないと、海を漂うしかありませんし、心も体も疲弊するでしょう。

クルーたちで、目的地を見つければそれはモチベーションになります。

目的地まで行くことができれば、達成感とともに心の充実感を得られることでしょう。

理想的な生活や豊かさ、仕事など、欲しいものを手に入れるためには、〝得たいものを決める〟必要があります。

決めると、私たちの脳は、どうやって実現するかを考えるようになります。行き先を決めずに動くのは、時間とお金、体力や精神を浪費するだけです。

そして「やりきった」という成功経験は必ずプラスに働きます。

小さなことでもいいので、「やりきった」「できた」という経験を増やせるように、目標達成への姿勢をこの章でお伝えさせていただきます。

Chapter 3

21

×

「夢は叶えなければいけないものだ」

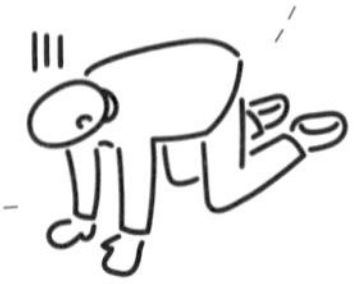

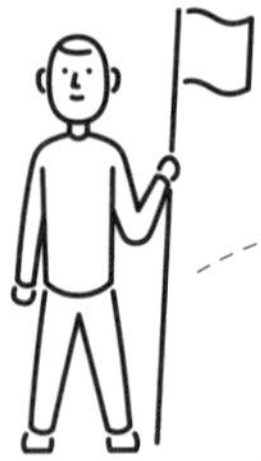

○

「夢は人生を楽しく豊かにするものだ」

夢に対して「快」を感じる状態にする

「〜しなければいけない」は義務感やプレッシャーを感じる言葉です。

夢を語ると、「どうにか達成しなければいけない」、「実現しなければいけない」と思いがちですが、それができなかったときに自分はダメだというマイナスの思い込みをいだいてしまうのです。

そうして、だんだんと**夢を語ることがつまらなくなってしまいます**。

諦めやすい脳になり、そもそも夢に向かって最後まで取り組めなくなります。

ですから、**夢は人生を豊かにするものだ**と捉えて欲しいのです。

目標とは違い、夢はワクワクするものであればいいのです。目標だけだと、脳は燃え尽きやすく、仮に達成したとしてもそこで燃え尽きてしまいます。

そのさきにワクワクする夢がセットであれば最高です。

例えば、オリンピックでメダルを取らなければいけないという夢を語ると、それは義務感になり辛くなります。取れなかったらどうしようという不安が出てきます。

メダルを取っている自分を思い浮かべてワクワクしていれば、そこに向かっていきたいと前向きな気持ちになれます。夢は叶えなければいけないものではありません。夢は人生をワクワクさせるために必要なのです。

Chapter 3

22

×

「自分のためだけにやる」

○

「誰かのためにやる」

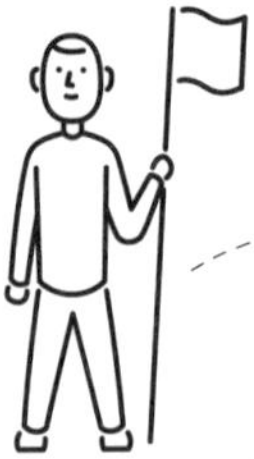

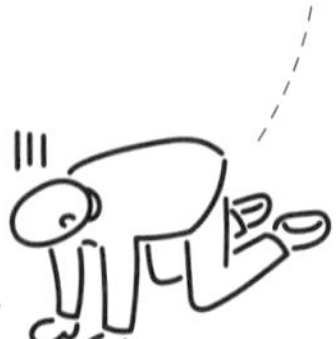

誰かのためにが諦めにくい脳を作る

自らの喜びのために仕事をしている人は、「所詮こんなものだ…」「どうせ自分なんて…」と簡単に諦めやすい傾向があります。「自分のためだけ」に行動をしていると、モチベーションの限界がすぐにやってきます。自分のために頑張る人の多くは、自分が認められたいという気持ちを持っています。ですが、自分が認められないと感じた時点でやる気がなくなってしまうのです。そして、「所詮こんなものだ…」「どうせ自分なんて…」と簡単に諦めやすくなるのです。

そこで重要になるのが**「誰かのために」**やることです。私がサポートをする平昌五輪金メダリスト髙木菜那選手にも「誰かのために」を強く意識するように指導していました。「金メダルをとる」という目標に加えて、「金メダルをとって誰を喜ばせたいのか？」ということを宣言してもらいました。髙木選手は「両親です」とはっきりと答えてくれました。ゴールが自分のためだけだと、逆境や壁にぶつかると自己防衛本能が働いて諦めてしまいます。しかし、**「喜ばせたい人」**がいれば別なのです。

自分のためであれば諦めやすくても、誰かのためにと強く思うと、その人を喜ばせようとして粘る力が湧いてきます。**喜ばせたい人、笑顔にしたい人を明確にする**ことが大事です。しっかりと喜ばせたい人をイメージしてみてください。

Chapter 3

23

×「目標を設定して満足」

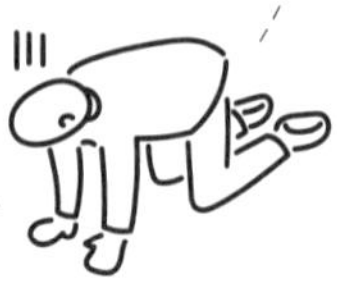

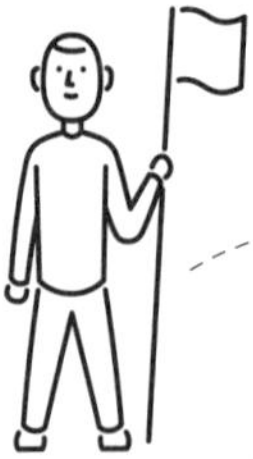

○「目標を達成した姿までイメージしておく」

脳はイメージしていることを実現する

目標設定は大事なことです。しかし、それだけで目標に向かうのはなかなか難しいことです。なぜかというと、目標を達成したイメージがないからです。

人は未経験の物事に対して恐怖心をいだいたり、不安になったり、マイナス思考に陥りやすい性質があります。**未知のものには萎縮**してしまいます。

ただし、人間の脳はイメージしていることを実現しようとする機能があります。

ですから、目標を達成した時の自分を思い浮かべることで、**不安要素やマイナス思考を抑える**ことができるのです。

どんな場所で誰と喜び合っているか。

自分はどのような表情になっているのか。

そこまでイメージすると実現しやすいのです。

甲子園に行くだけでなく、甲子園出場を決めた瞬間のイメージを具体的に思い浮かべる。

そうすると、練習も楽しくなってきます。甲子園を決めて、喜んでいる姿をイメージできるかできないかで、変わります。

イメージできないことは実現不可能です。脳はイメージしていることを実現しようとします。自分のサクセスストーリーをはっきりと思い浮かべていきましょう。

Chapter 3

24

× 「自分がやらなくてもいいか」

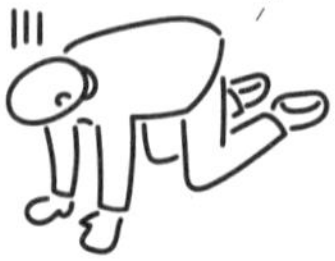

○ 「自分がやらなければならない」

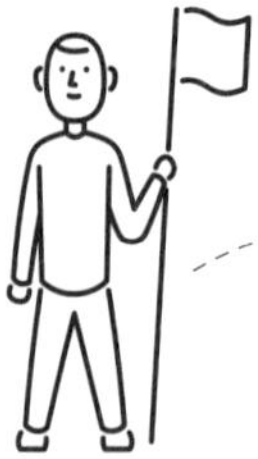

「使命感」が脳を快にする

アスリートはよく「勝たなければ」「良い記録を出さなければ」という言葉を使います。仕事の現場なら「コストを削減しなければ」、学生なら「課題をしなければ」という言葉がよく使われています。

実は、「しなければ」という言葉には2種類の意味があります。

1つは、「しなければ〝いけない〟」という言葉です。これは義務感とプレッシャーを生む言葉ですね。脳は不快に感じてしまいます。

もう1つは、**「しなければ〝ならない〟」**という言葉です。これは**「使命感」**を生む言葉になります。実は、自分の役割として「これは自分がやらなければならない」と使命感を持つと、**脳は快になり、プラス思考で臨むことができる**のです。

例えば、子どもを守る母親を思い浮かべてみてください。「子どもを守らなければ」と思っていますが、決して義務感からそうしているわけではないでしょう。むしろその気持ちは使命感からきているはずです。あなたが会社などチームに所属しているのであれば、自分の所属しているチームの問題点を洗い出す。自分はなぜこの問題に取り組むのか考える。そうすることで使命感を生むことができます。「使命感」を作り出して、脳が快の状態で挑んでいきましょう。

Chapter 3

25

× 「周りに合わせておくか」

○ 「自分が最初にやってみよう」

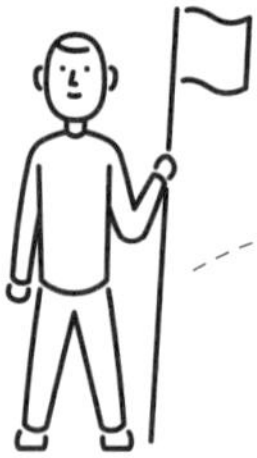

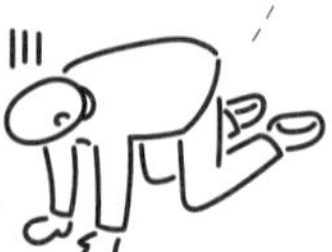

周りに合わせる人は、目標ではなく人にフォーカスしている状態です。

ですが、人の顔色を見ていては前に進めません。

心理的なストレスが働いて、自分の行動にブレーキがかかってしまうのです。

独自化がやる気を生む

一番簡単なのは、**「ファーストワン」**になってみることです。人より先にやることは、すでにオンリーワンであり、ナンバーワンになっているからです。

最初の存在というのは、**競争から出られる**ということです。仕事やサービスで「差別化」が大事という話をよく聞きますが、もっと大事なのは**「独自化」**だと思います。

人との競争に時間を使うのではなく、自分がやりたいことに1点集中して取り組むことができるのです。「これまではこうだったから」「こんなことはやったことがないから」このような理由で「やらない」という決断をしてしまうのはもったいないです。**「やったことがないから」**こそ**「だからやる」**という選択をして欲しいと思います。

エンゼルスの大谷翔平選手があれだけメジャーを席巻しているのは、野手と投手の二刀流をこなすという、今までやったことのないことにチャレンジしているからです。すべては〝やる〟という勇気を持つことから始まります。やってみなければ結果はわからないのですから。

Chapter 3

26

×

願望ばかり考える

○

1年以内の小さな目標をいくつか立てる

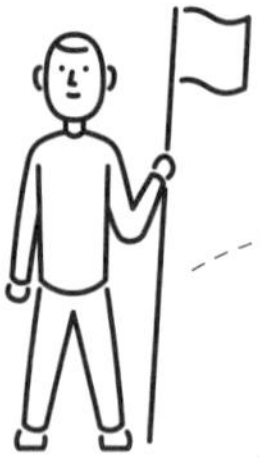

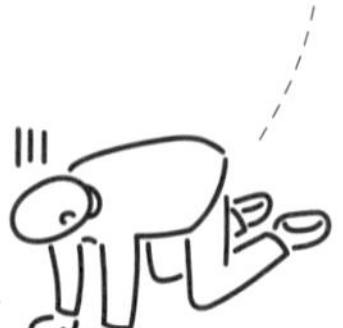

チャンクダウンを使いこなす

目標は現実的に考えることも必要です。願望だけを描いても前に進めません。

コーチングには**「チャンクダウン」**という手法があります。

チャンクとはまとまった「かたまり」を意味する言葉で、チャンクダウンというのはかたまりを複数の小さなかたまりに分割するという意味です。

対象を大きく捉えすぎると漠然としたことしか考えられず、結局、具体的に何をすればいいかわからなくなるのです。

ですから、それを1年で達成するためにどうするか日々に細かく落とし込んでいく必要があります。**目標に向かって「詰めていく」**感覚ですね。

例えば、「本を出したい」と思った時。依頼がきてほしい。執筆をしたい。という願望があるとします。そのためには毎日ブログを書いたり、ＳＮＳで発信したりしなければならないですね。その積み上げで目標に近づいていきます。**たんたんとやる**ことが大事です。あれこれと考え込むのではなく、決めたらたんたんとやるのです。ブログならテーマを決めたら、まずは書く。かっこいいことを書こうとするのじゃなく、とにかく書いてみることが大事な要素です。コツコツとやっていると結果は後になってついてくるものです。すべては1つ1つの積み重ねです。

Chapter 3

27

×「結果だけを重視」

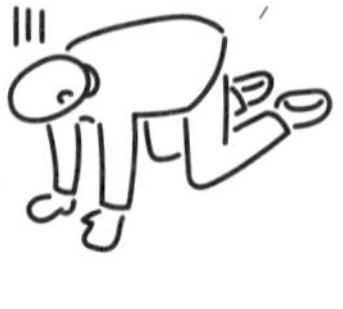

○「目の前のことを積み上げよう」

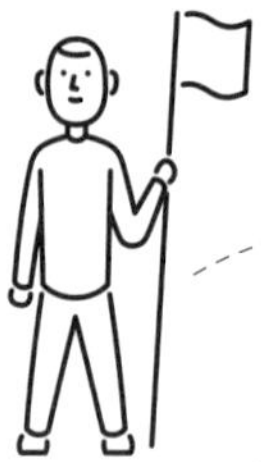

着実に物事を進めることに意識を向ける

結果を考えるというのは、目標の達成ばかりに意識が向いているということです。

例えば大谷選手がホームラン年間50本だけを追い求めていたらどうなるでしょうか。

ホームランを打てないときが続くとスランプに陥るかもしれません。

実際には、大谷選手は1戦1戦、目の前の試合に自分の力を出し切ることだけに力を注いでいます。結果的に、夢や目標に近づくことになっています。

小さなことを積み上げることが、結局、大きなことを生み出すのです。

目の前のことに集中して、積み上げることが重要です。

ですから、まずは目の前に意識を向けたいですね。

例えば、本を出版するのが目標としましょう。

本の原稿を書き終えることだけをみると遠いですね。

しかし1日1項目ずつ着実にやることで、徐々に出来上がり、完成へと向かっていくのです。

結果ばかりを追い求めていると、目の前のことが疎かになります。

小さいことを「コツコツと続けること」が結局成功の秘訣なのです。

Chapter 3

28

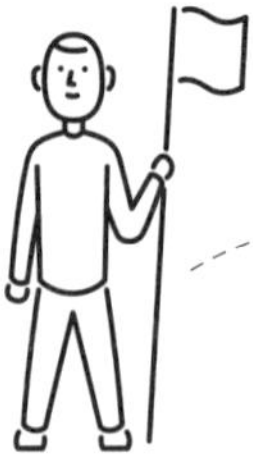

✕

「完璧でないと気がすまない」

○

「余白の部分もつくろう」

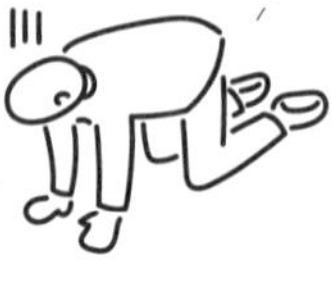

完璧主義が心の余裕を奪う

完璧さばかり求めてしまうと**「できていないところ」**に目が向きます。

頭の中でチェックリストを作りあげて、それが1つでも残ったら、できなかったところに目がいってしまうのです。そうすると、自己肯定感が下がり、目標へ踏み出しづらくなってしまうのです。

チェックリストを10個作った中で半分しか達成できなかったとします。

その時に、5個「しか」達成できなかったと考えるのか。5個「も」or「は」達成できたと考えるのか、で次の行動が変わってきます。

できていない自分、ダメな自分とならないように、10個のうち5個はできたと認められる自分になって欲しいと思っています。

5個も余白ができたから、書きたせる。と、心の余裕がある人とない人でその差が出てくる。

心のゆとりは必要です。**心にゆとりがなければ、少しでもイレギュラーなことが起こると対処できません。**完璧に終えられることはそもそも少ないものです。

それなら、心に余白の部分を持って、ここまでできればオッケーの考え方でいきましょう。

Chapter 3

29

×

「あれもこれもやろう」

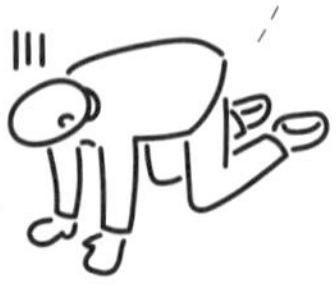

○

「1つに集中しよう」

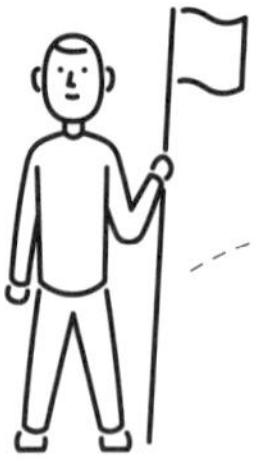

優先順位をつけて1点集中が大事

目標達成のためにやることをリストアップするといろんなことが出てきますね。

しかし全部やろうとすると、失敗に終わることがあります。

時間と労力、お金、は有限です。あれもこれもやろうとしても、時間、労力、お金が分散してしまいます。だから、**優先順位を作る**ことが大事なのです。

まずはこれ、次はこれ、と1つ1つに集中する。他のことは捨てるのではなく、一旦置いておくのです。**そもそも脳は1つのことしか集中できません。**

自分のプランはこうでした。中小企業診断士としてまずは独立して、企業のコンサルタントとして活動します。その次は、プロコーチとして活動し、コーチングスクールを立ち上げます。次はメンタルトレーニングを学びスポーツ分野のメンタルコーチとしてトップアスリート達をコーチングできるようになりました。

積み上げ式になっているのです。初めからあれこれ手を出すと、分散して、結局全て中途半端になってしまいます。まずこれ、と決めてそこに**時間とお金と労力を集中させる**。その目標が実現したら、次の目標へ集中する。このように選択と集中を繰り返して取り組むと、実現しやすくなります。優先順位を決めて、目標に挑んでください。

Chapter 3

30

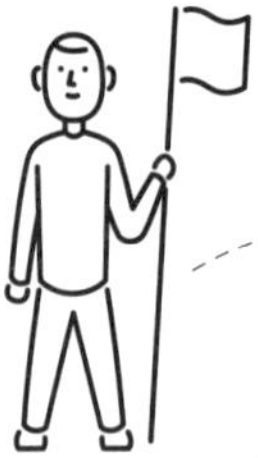

×

「時間がない」と嘆く

○

「時間がどれだけかかるか」計算する

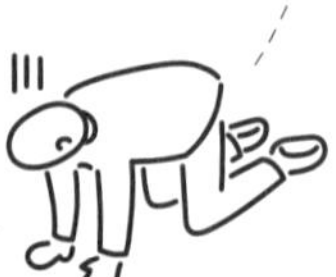

時間を生み出す「問いかけ」を使いこなす

よく使われる言い訳ベスト3は、「時間がない」「自信がない」「お金がない」です。

中でも「時間がない」は多くの言い訳として使いやすいです。

しかし「必要な時間を意識すれば、本当はやれることに気づく」瞬間を私は多く見てきました。アスリートから高校球児まで、「時間がない」という選手には、次のように聞いています。

「じゃあ君の課題は、どれだけの時間がいるんだ？」と。

そうすると、きちんと時間への意識が向いて、具体的な時間を答えてくれることがほとんどです。本人が時間がないかどうかは相手には分かりませんから、使いやすい言い訳として利用してしまうのです。今の目標を達成するには、どれだけの時間が必要か、**時間の見積もりを取っておきましょう**。その時には次の問いかけをしていただきたいです。

「どうして時間がうまく使えるようになったのだろう？」という問いかけです。脳はオーダーに全力で答えてくれますから、どうすれば時間を生み出せるか、うまく時間配分ができるか見えてきます。

24時間は平等にありますから、どう使うかはとても重要です。時間に言い訳しそうになった時に自分への問いかけを行なってみてください。

Chapter 3

31

×

目標への進捗は「なんとなく」描いておく

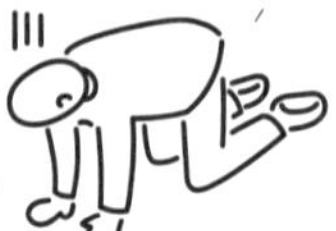

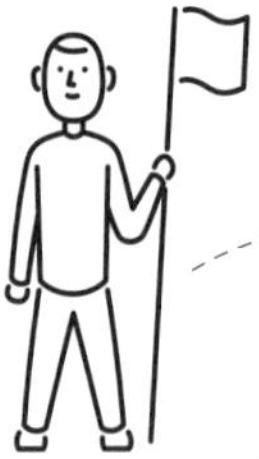

○

目標への取り組みをメモしておく

ポジティブな記録を撮ることが目標達成の鍵

結局のところ、記録がないものは改善のしようがありません。

自分がこれまでどうやってきたか、記憶しておこうと思っていても難しいですね。

記録によって**「見える化」**しておくと、目標まであとどれくらいかという進捗具合が見えてきて、モチベーションを保ちやすくなります。

記録を取るときのポイントは**「ポジティブな記録」**をとるということです。できてない部分の数字ではなく、うまくできている部分の数字を書くのです。

例えば、野球で言えば、三振の記録ばかりをとっていると三振を意識して、バットを降るのが怖くなります。

ですが、ヒットの数、ホームランの数を記録していくと前向きになれますね。「目標のヒット数までもう少しだ、頑張っていこう」などと、前向きに行動することができるのです。

もしもブログやメールマガジンの発信を続けたいと思ったら、タイトルに数字を入れてみてはどうでしょうか。そうすると、例えば毎日更新するごとに昨日の自分を超えることができます。いわゆる**「勝ち癖がついてくる」**状態になれます。記録を取ることは目標達成のための鉄則です。

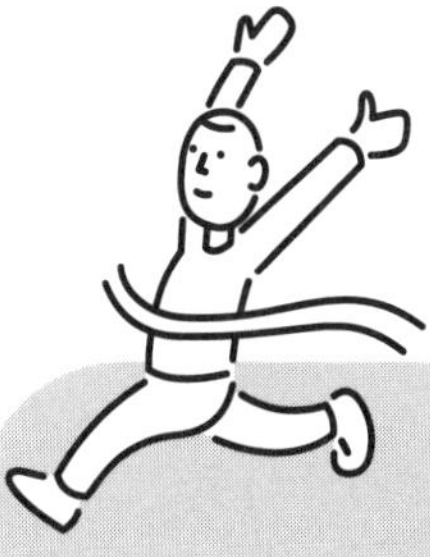

第4章

本番のプラス言葉とマイナス言葉

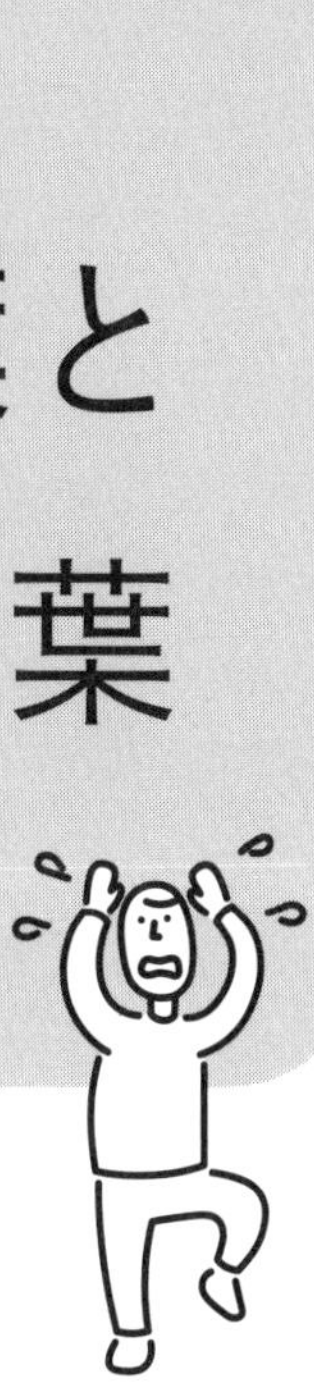

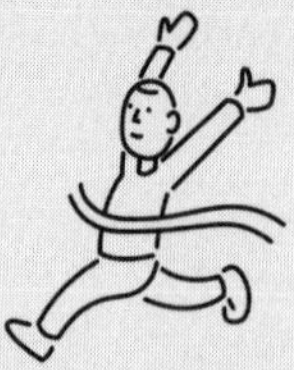

百年メンタルの原則④

本番

感情のコントロールをできる人は本番に強い

プレゼンや商談、転職の面接などいわゆる「本番」の場面で、緊張してしまったり、動揺して頭が真っ白になってしまったりと、メンタルが原因で実力を出し切れないという人もいらっしゃるかと思います。

本番で結果を出すにはそれまでの練習や経験なども重要になってきますが、それと同じくらいに心の問題も重要です。

せっかく準備を万全にしていても、メンタル面が弱いままでは本番を乗り切れないからです。

私がトップアスリートや高校野球の選手たちに特にお伝えしていることは、「本番で自分のパフォーマンスを１００％発揮する心を作ろう」ということです。

そこで大事になってくるのは、やはり感情をコントロールする術を学ぶことです。

感情をコントロールできるかどうかがパフォーマンスに大きく影響してくるのです。

結果を残すアスリートに対して、「心が強い」と表現することがありますが、それは感情をコントロールできているということにほかなりません。

感情をコントロールすることは、誰もができることであり、そうできている人について、周囲の人が「あの人は心が強い」「メンタルが強い」というふうに表現しているだけです。

この章では、本番で本来の能力を出すために必要な「感情のコントロール法」をご紹介していきます。

これからくる本番の前に、これらのメソッドを活用してみてください。

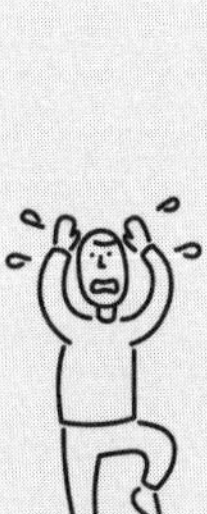

Chapter 4

32

×「ゲン担ぎを取り入れよう」

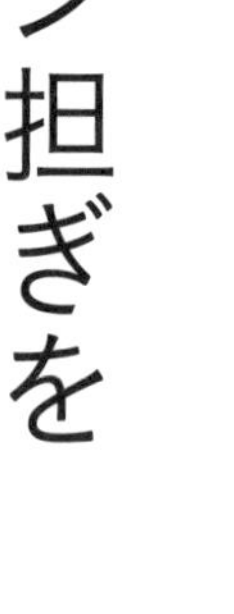

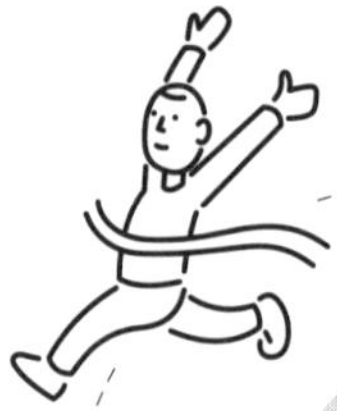

○「ルーティーンをこなそう」

ルーティーンは心を整える作業

ゲン担ぎをしているという方もいらっしゃるかと思います。

しかし、これには注意が必要です。

ゲン担ぎは、結果に左右される場合があるからです。

ゲン担ぎは「これでダメなら、次はこれで」という感覚です。

野球選手の場合は、左足からバッターボックスに入るなどしてゲンを担ぐことがありますが、ヒットの出ない日が続くと、次は右足から入ろうとしますね。

結局、結果に一喜一憂して、振り回されてしまっている状態ですね。

一方、**ルーティーンは決まった動作手順を行うことによって「心を整える目的」**で行います。脳は入力よりも出力を信用します。

この**脳の法則を利用して、動作から心を整える**のです。

野球選手ならバッターボックスでそれぞれ自分の動作を使って、気持ちを作る選手が多いです。私自身も講演前には、まず目を閉じてゆっくり深呼吸して、小さく両手でガッツポーズをして心を整えています。

結果のことは気にせず、心を整える作業としてルーティーンを取り入れてみてください。

Chapter 4

33

×

「いつも前向きにいよう」

○

「最悪も想定しておこう」

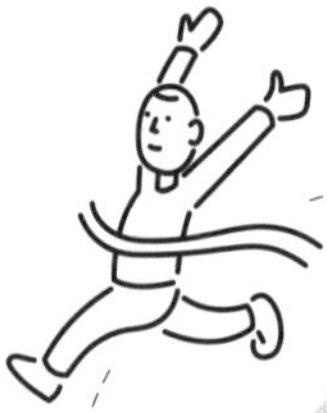

いつもポジティブは プラス思考 勘違い人間

前向きに物事を考えるのはいいことですね。しかし、うまくいくことだけを考えていると、その通りになればいいのですが、うまくいかないときにメンタルが落ちます。その時にやっぱりダメだなと諦めたり、途端にマイナス思考になってしまうのです。私はそんな人を**「プラス思考勘違い人間」**と呼んでいます。前向きな行動はいいのですが、ピンチや都合の悪い状況になるとネガティブになりマイナス思考になります。端から見ていると気分の浮き沈みの激しい人と映ることもありますね。

真のプラス思考はどんな人かというと、起こりうるピンチを想定した上で、ピンチの時に、どう対処するか事前に考えている。そして実際のピンチの場面でもやるべきことをしっかりできる人のことです。

大谷選手が大活躍していますね。彼が一年目の初先発のとき、もう少しで完全試合というところまで行きました。結果的にヒットを打たれましたが、その後は落ち着いた投球を見せて勝ち投手になっています。インタビューでは記者から「完全試合を意識したか」と聞かれました。彼はそのとき「ヒットを打たれることを想定して投げていた」と返答したのです。ヒットを打たれても、落ち着いて対処できたのは、ヒットを打たれた後にどうやって気持ちを切り替えるかを決めてあったからなのです。

Chapter 4

34

✕ 「あがらないぞ」と強く願う

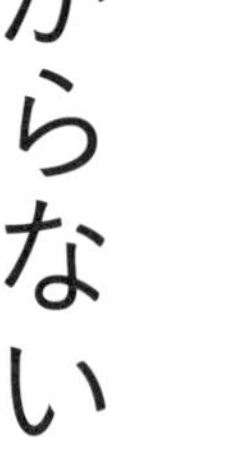

○ ゆっくりと呼吸をする

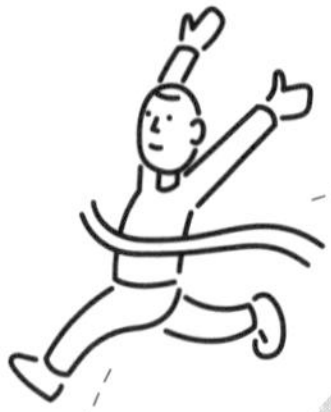

緊張は自律神経にアプローチしてほぐす

自信がない方は、大事な場面などで特に緊張してあがりやすい傾向があると思います。緊張などであがった状態になってしまうと、まず呼吸が乱れやすくなります。そして力んだり、焦ったり、手が震えることもあります。

いつもと違う場所、いつもと違う場面、いつもと違う雰囲気……。このようにいつもと違う状況になると緊張してあがりやすくなります。そして、「失敗してはいけない」「うまくやらないといけない」といった**心理的プレッシャーが、緊張を膨張させて能力発揮を妨げてしまう**のです。では、緊張を味方につけて、本番で能力発揮するにはどうしたらいいでしょうか。実は**緊張は「思考」ではうまくコントロールできません。**緊張状態にある時に、「あがるんじゃない」と思えば思うほどあがってしまったという経験はありませんか？

最も短時間ででき、簡単な解決方法が呼吸を通して**自律神経にアプローチする**方法です。呼吸は脈拍や体温などとは違い、自律神経を意識的にコントロールできる方法です。息を吸うと緊張を高める交感神経が活性化され、息を吐くとリラックスする副交感神経が活性化されます。息をゆっくり長くはくことがポイントです。あがってしまったら落ち着いて実践してみてください。

Chapter 4

35

✕ 力みを無理やり取ろうとする

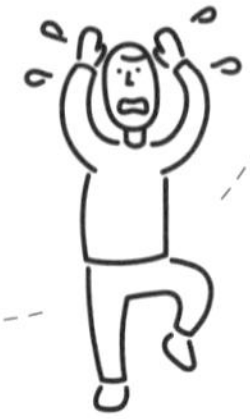

○ 一度力を入れて一気に抜く

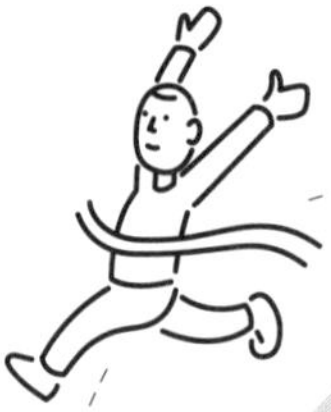

無意識に力みはとれない

体が硬く感じるな、余計なところに力が入っているなというとき。

「肩の力を抜いて」「リラックスしていこう」などと無理やり力みを取ろうとしても、逆に力が入ってしまいます。

そして周りの人から、「リラックスが大事だぞ」「力を抜いていこう」と言われても効果はありません。

私たちの身体は、環境の変化によって**自然と入ってしまった力を抜くことは難しい**からです。

ですが、自分で意識的に入れた力であれば、簡単に抜くことができます。

ですから、**あえて自分で力を入れて、自分で一気に脱力**すれば力みが取れていくのです。力んでいると思ったら、肩をすぼめて1秒ほど力を入れてください、そして一気に脱力してみてください。

簡単にできる**「筋弛緩法」**でもあります。

大事な仕事や試合で、力が入り過ぎて身体が硬くなってしまうことがありますが、ちょっと力が入っているなあと思った時に実践してみてください。

勝負の場にリラックスして挑めるようになるはずです。

Chapter 4

36

×

「ぶっつけ本番で挑もう」

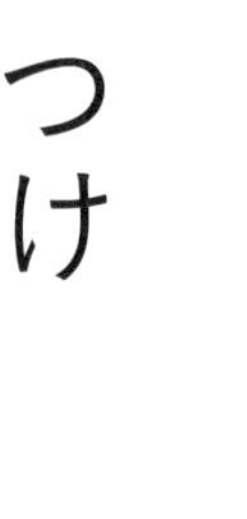

○

「事前に成功のリハーサルをしておこう」

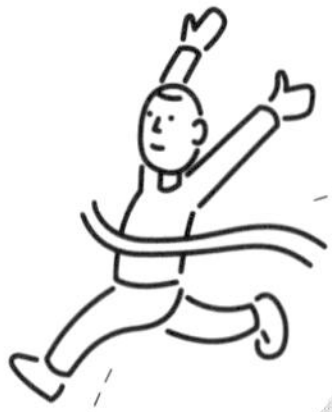

メンタルリハーサルで脳に経験させる

知らないことや、未経験のことに対して恐怖心をいだいたり、不安になったりとマイナス思考に陥りやすいですね。

ですから、事前に脳の中でリハーサルできればマイナス思考になることを防げます。脳は現実かイメージか区別しないで記憶するという特徴がありますから、その特徴を生かしてイメージの中で経験してしまうのです。

ここで大切なのは、ただ単にイメージするのではなく、イメージする順番とその時に必要な心の状態を作っておくことです。これを**「メンタルリハーサル」**といいます。

朝起きた時に自分はどういう表情か。本番で自分はどうやってうまく行動しているか。ピンチの際にそれをどのように乗り越えているか。成功した後に応援してくれている人はどのように喜んでくれているか。

このように**本番の場合を細かくイメージしていくことが大事**です。高木菜那選手も、マススタートのイメージをスタートからゴールまで綿密にリハーサルしました。そして足を怪我して練習できない時には、それを乗り越えて、笑顔でメダルをつかんでいるイメージを繰り返し作っていました。

未知のことに果敢に挑むために、メンタルリハーサルを使いこなしましょう。

Chapter 4

37

×

本番の日の言動を気にかけていない

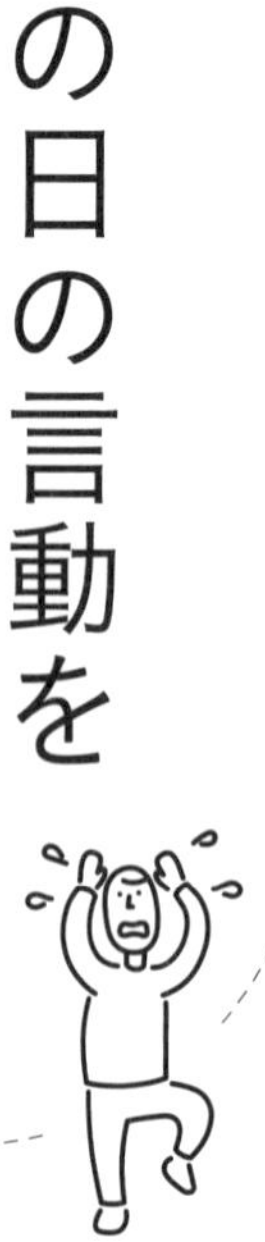

○

本番の日は朝から言動に気をつける

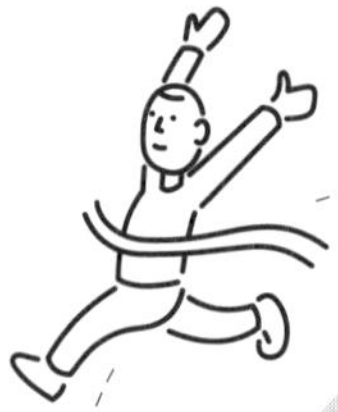

心の状態を乱さない言葉を使う

大事なのは、本番前の心持ちです。

舞台の世界では「段取り八部」という言葉があります。

どう言う段取りで進めるか、演出・照明や俳優さんなどの段取りで8割は決まってしまう。逆にいうと、**段取りがきっちりしていると8割は成功している**ということです。

プレゼンならプレゼンが始まる時、野球ならプレイボールの時、サッカーならホイッスル。その前に勝負の8割は決まっているのです。

つまり本番が始まる前までにどのような気持ちになっているかがポイントです。

朝起きて、本番を迎えるまでどんな言葉を使っているか、どういう態度で過ごしているか、どういう行動をしているか、が重要なのです。

朝起きて、「今日は最高」といってスタート。家を出るときに、親や同居している人に、元気に挨拶するなど、当日にどういうプラスの言葉を使うか決めておいてもいいでしょう。ただし、想定外のことも起きてしまうと思います。例えば電車が遅れて会社に遅刻しそうな時。「最悪だ」と思うのではなく、**「これからよくなっていくな」**と言いながら通勤するなど、言葉で心を整えていきましょう。どの段取りで、どのような言葉や動作、表情を使ってメンタルをプラスに保つかを事前に決めて実行しましょう。

Chapter 4

38

×

過去の失敗を思い出す

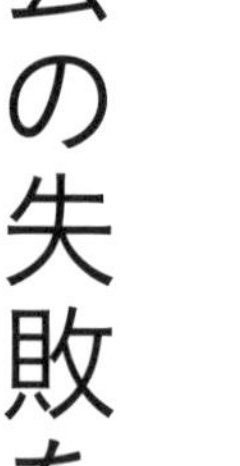

○

未来の成功イメージを持つ

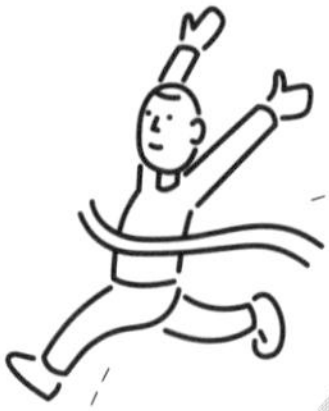

「明るい未来」のイメージで脳を勘違いさせる

例えば、前回のプレゼンで大失敗してしまって、次にまた挑もうと言うときには、ものすごくプレッシャーを感じていると思います。脳が過去のマイナスの感情を強く刻んでしまっている状態なので、はっきりとその時のマイナスのイメージが出来上がっているのです。それが思い出されて、また同じような失敗をすることがあります。

ですから過去の失敗体験ではなく、**うまくできている姿を思い出せるようにしたい**ですね。そのためにはプレゼンがうまくいってみんなに喜んでもらっているイメージをしっかりと描いておくことが大事です。例えば、プレゼンが終わって、みんなが笑顔になり、拍手されているイメージを描いてみましょう。

野球の試合の大事な場面で三振してしまったとき。最悪だと思うとその場面が感情とともに強く脳にインプットされます。再び三振するイメージが出てくるようになります。ですから自分が打って盛り上がっているイメージを作っておくといいですね。そうすると打席で打っているイメージが出るようになります。「失敗した時に反省する」ことがあると思いますが、「なぜ、失敗してしまったのか」という過去ダメだったことを考えるのではなく、**「今後どうすればうまくいくのか」**と未来のことを考えてから「成功しているイメージ」を脳に刻むことです。

Chapter 4

39

×

「○○してはいけない」

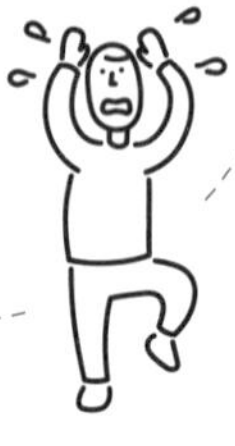

○

「□□しよう」

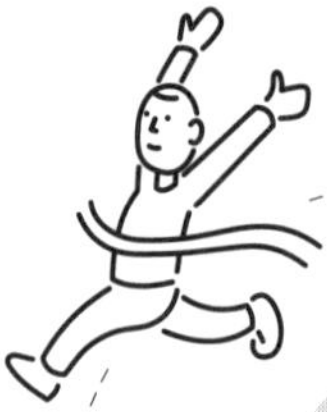

脳は否定系のイメージを作れない

気をつけなければいけない語尾は、「〜してはいけない」です。

例えば、仕事の大切な場面で「ここは失敗してはいけない」と思っていると、結果的に失敗を招くことがあります。

脳は否定形のイメージを作ることができません。「〜しないようにしよう」という言葉は脳がイメージできないのです。

ですから**「○○してはいけない」と言うと○○の部分をイメージしてしまう**のです。

「緊張してはいけない」と言うと「緊張」がイメージされます。

「お菓子を食べてはいけない」と言うと「お菓子を食べる」がイメージされます。

脳はイメージしていることを実現しようとしますから、どんどんイメージに向かってしまうのです。

ですから、使う言葉を変えるようにしましょう。

「緊張してはいけない」を「リラックスしている」。

「お菓子を食べてはいけない」を「野菜（ヘルシーなもの）を食べる」。

といった感じですね。

このように言い換えていくと、プラスの行動につながっていきます。

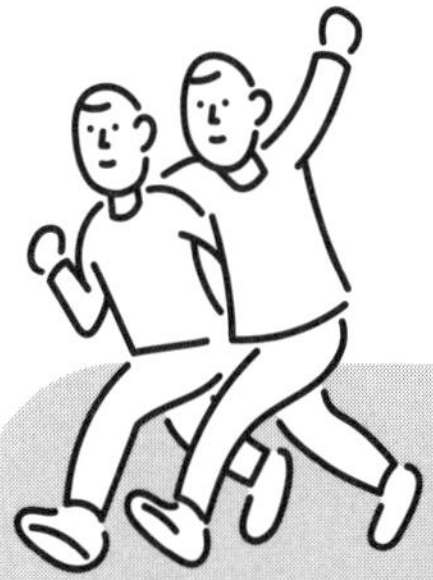

第5章

人間関係のプラス言葉とマイナス言葉

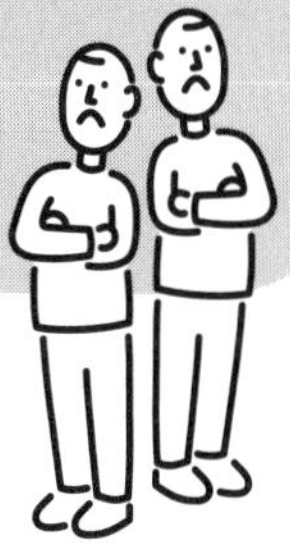

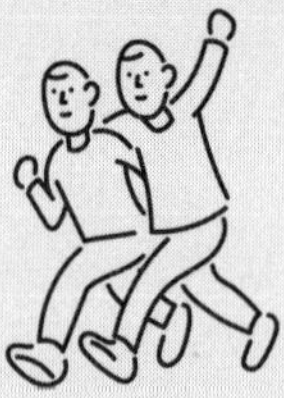

百年メンタルの原則⑤

人間関係

相手を変えようとしても自分が疲れるだけ

人間関係で一番やりがちなパターンは相手を変えようとすることです。

苦手な上司や部下をなんとかしてほしい。

嫌なあいつをなんとかしたい。

と相手を変えようとすることが多いですね。

しかし人の考え方や価値観は簡単には変えられません。

だから、自分の思う通りにならず、イライラが募り、ストレスでいっぱいになります。

心の調子がどんどんと下がっていってしまいます。

鏡の中に映る自分の顔についた泥をとろうとするときに、鏡を拭いているようなものです。

自分の顔を拭くしかありません。そうすると鏡に映る自分の顔もきれいになりますね。

ですから、まずは他人を変えることはできないと心得たほうがいいです。

そして「他人の言動に振り回されない」ように自分が変わっていくしかありません。

自分を変えるとは、相手に対する接し方や相手への考え方を変えることですね。


変わらないことに嘆いて、心を下げてしまうのはやめましょう。

この章では、日常でできる人間関係を良好にする小さなテクニックをいくつかご紹介しています。

些細なことでも絶大な効果が期待できるものばかりですので、ぜひ実践してみてください。

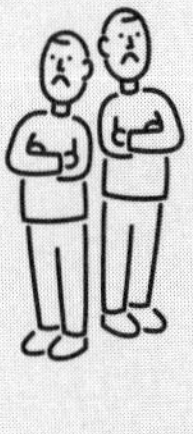

Chapter 5

40

×

嫌いな人は「苦手だ」と避けようとする

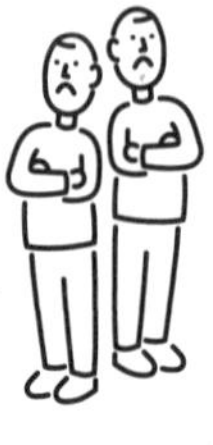

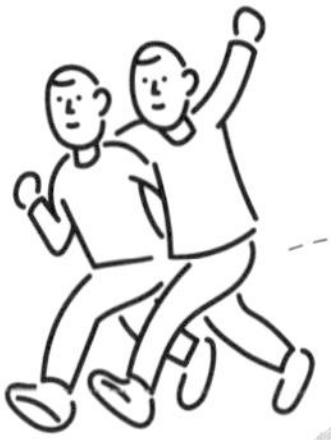

○

嫌いな人は「珍獣だ」と思う

相手に対する自分の記憶を書き換える

苦手だなと思う人が一人や二人はいるかもしれません。

そういう人と関わる時には、嫌だなという感情になったり、嫌な表情を作って、接していたりするのではないでしょうか。

関わっている間「嫌だ」という入力と**「嫌な表情・態度」という出力を繰り返している**ため、その度に不快な感情が高まりますし、その人の嫌だなという記憶を毎回強化している状態です。ですから、いつまでも不快な感情は無くならないのです。苦手な人をいきなり好きになることは難しいです。

ただし、相手に感情を振り回されることは避けたいものですね。

ですから、その人に対する自分の記憶を書き換えてあげることが大事です。具体的に言えば、その人を普通の人だと思わず、珍獣だと思ってみて欲しいのです。○○星人と名前をつけるとしたらなんだろうと思い浮かべてください。珍獣だと思って脳に入力すると、少し笑えてきて嫌だと思う感情が薄くなる効果があります。**「よく思っていない」「敵意がある」といった自分の中のイメージを変化させる**ということです。苦手な人に対して無理に歩み寄る必要はありません。少しでもプラスの反応になるように書き換えていければいいですね。繰り返していくうちに感情が変わっていきますよ。

Chapter 5

41

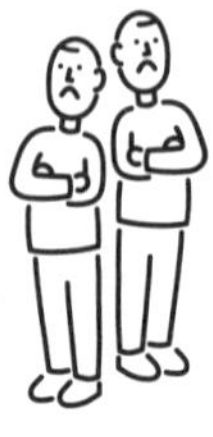

× 悪口の輪に入る

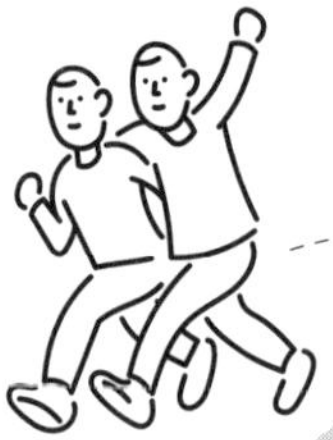

○ 悪口の場にはいかない

悪口を聞くのも言うのも脳にはマイナス

どういう環境にいるかで、メンタルは確実に変わってきます。

色んな人から話をきく（入力）、自分もそこに加わって話をする（出力）ことで、その場の環境に影響を受けてしまうものです。

例えば、職場で誰かの悪口を聞いて、自分もそれに同調することを繰り返すと、深くマイナスの影響を受けてしまうのです。

そうなると自分も**人のことを悪く言いやすい脳**になっていきます。

ですから、そもそもそういう場には身を置かないようにするのがポイントなのです。

自分がこうなりたい、というのがあるとしたら、**なりたい姿を体現している人が多いグループ**のメンバーに加わることが重要ですね。

自分が夢を持って歩むのなら、夢を持っている人の集まりに身を置くことが大事です。

今は現実的に身を置かなくても、ネットが発達していますから、ＳＮＳなどでも大丈夫です。自分がどうしたいかを決めて、そこに身を置いてみる。

悪口や負の影響があるところへは足を踏み入れないことが重要です。

「何を入力し、何を出力しているか」この繰り返しが将来の自分をつくっていきます。

Chapter 5

42

×

カッとなったら「すぐ」爆発する

○

一瞬「間」をおいて深呼吸

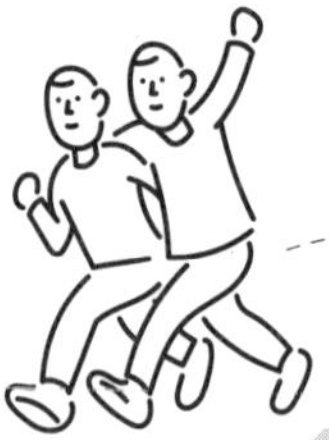

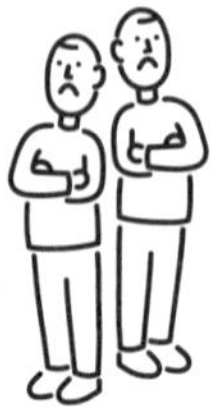

すぐに反応すると癖になる

すぐに怒る人は、怒ることが癖になっている状態です。

すぐに反応すると、脳はそれを「快」と勘違いして、次もそれをやりたくなります。

怒りやすい人はカッとするとすぐ人に当たってしまう。それをやらないと気が済まない状態になっているのです。

逆に、**間を置くようにすると、脳はやりたくなくなる**という性質があります。

ですから瞬間的に反応を起こすのを意識的に抑えて、ひと呼吸おくことが大事です。

これを積み重ねるとだんだんと反射的に怒ることがなくなると思います。

だから、意識して間を置くことが大事です。

1秒でも大丈夫です。

イライラしてきたら、「いーち」と数える習慣をつけてもいいです。太ももを叩いてみるというのもいいでしょう。腕組みをして深呼吸もいいですね。

最初は意識してやってみてください。

すぐに相手に当たらずに間を置く習慣をつけましょう。

トップアスリートや一流の経営者にもおすすめしているシンプルな方法です。

「心は熱く、頭はクールに」こんな状態をつくりたいですね。

Chapter 5

43

×

自分が自分がと「わがまま」に振るまう

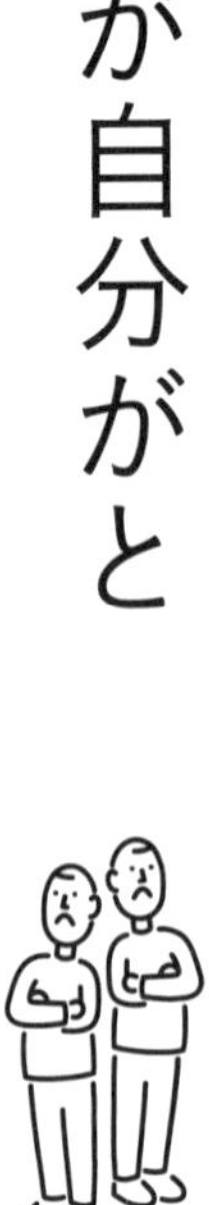

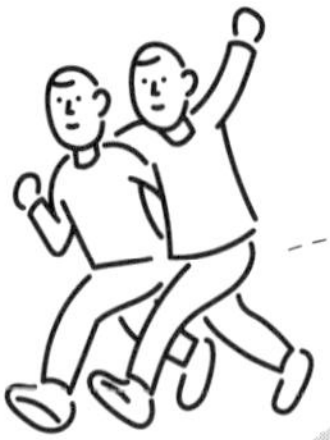

○

家族や周りの人の「おかげさま」と振るまう

些細なことに感謝する力が限界を延ばす

一生懸命やっているが結果が出ない、ミスばかりしてしまう。そういう時、心の限界がきて心が折れるということがありますね。

折れやすい人の特徴は、自分のことだけに意識が向いてしまっていることが大きな原因です。

自分だけが良ければいいと思っていると、苦難や逆境になるとすぐに心が折れてしまいやすいのです。

うまくいかなくても、まあいいか。と締めてしまいます。

そういう人は、これだけやっているのに、自分だけ…と自分のことしか見えない**わがままな心の姿勢**になってしまっているのです。

逆に諦めにくい人は、こんなことがあったからこそ、誰々がいてくれたからこそ、都合の悪いことがあったからこそ、逆境になったからこそ、と**「おかげさま」**と考えられる人です。壁や逆境は誰にでもやって来ます。

朝起きられたことにありがとう。元気に運動できることにありがとう。と**他者や日々の些細なことに感謝**できると強いですね。

おかげさまでと思えると、乗り越える力が湧いてくるのです。

Chapter 5

44

×

「〜すべきだ」

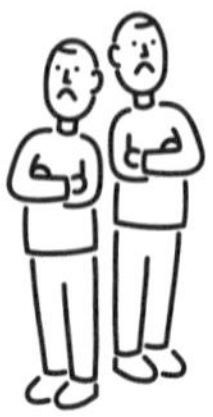

○

「人は変わらないものだ」

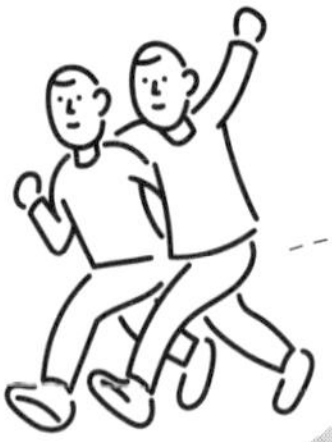

相手の価値観を変えることはできない

友人にこうなってほしい。社員にこうなってほしい。子どもにこうなってほしい。

このように、人に変わってほしいと願っている人が多いですね。

ただ、なかなか自分の期待どおりに人は変わりませんし、それは当然です。

なぜなら人は皆、自分の価値観を持っているからです。

相手には相手の世界がある。このことを認めようとせず、「普通こうするでしょう」「こうあるべき」などと、自分の価値観が正しいと思って**正論を振りかざすと、相手と衝突してしまいます**。正論をまずは止めましょう。べき論で言われてもいい気持ちになる人はいません。上から目線で押し付けられている人もいる。まずは相手を認め自分が変わればいいのです。

「すべきこと」というのはその人の価値観にすぎません。**「人は変わらないものだ」**と考えて、自分を変化させていきましょう。目標達成に向けてサポートするのであれば「〜しなさい、〜するべき」と目標を勝手に決めてしまうことは避けましょう。誰かが決めた目標だと長続きしません。あくまで自発的に、目標を決められるように促してあげましょう。自発的に目標を決めてもらうポイントとして大事なのは、「誰かのために」という感情です。そういった感情を持てると、行動に強く結びつきます。

Chapter 5

45

✕

「ストレスを放っておこう」

○

「リラックスできることを用意しよう」

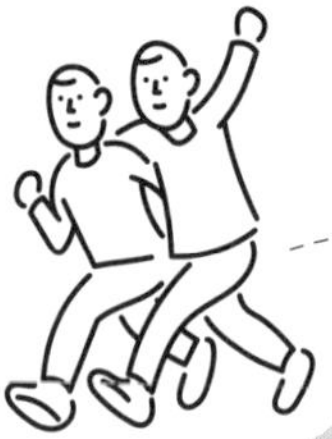

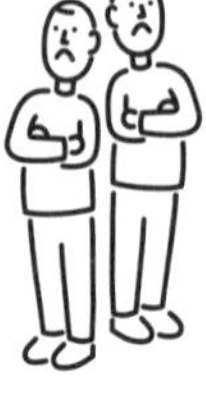

涙には リラクゼーション 効果もある

ストレスの主な原因は「自分の思い通りにならないこと」です。

全てが自分の思い通りになることはありませんから、この世からストレスがゼロになることはないでしょう。どんなすごい人でもストレスを感じるときはあると思います。

ですからストレスをゼロにしようと考えるのではなく、上手に付き合うようにすることが大事になってきます。

まずは、**誰でもストレスがあるということを再認識**しておく。

そして自分の中だけで溜め込まないように**リラックスできる方法を見つけておく**ことが大事です。

万人に有効なのは、**情動の涙を流す**ことです。

涙はストレス対処の面で大きな効果があります。

情動の涙を流すことで副交感神経のスイッチが入って、リラクゼーションの作用があるのです。

実は涙をよく流す人は弱虫ではなくて、ストレス対処の方法をよく知っている強い人なのです。音楽、映画、本などを見て、思いっきり泣いていいのです。

感動できるものをたくさん浴びて、ストレスを発散させましょう。

Chapter 5

46

× 人を批判し責める

○ 人の「可能性」を信じる

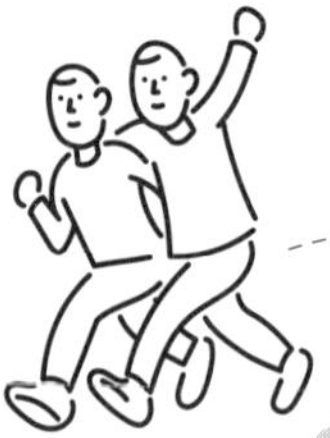

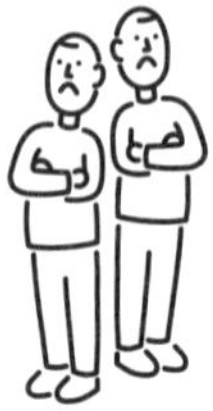

「批判」「不満」「責める」は脳も不快にさせてしまう

自分ひとりの力では到底できないと思っていたことが実現できたということがあります。私もそれを体感した一人です。それは関わる人との**「信頼関係」**があったからです。

よく信頼関係をつくるにはどうすればいいかということを議論することはありますが、逆に信頼関係を失うことを避ければいいわけです。

これをやれば信頼関係が崩れていくということを３つ挙げると、

・批判をする
・不満をいう
・責める

です。今すぐこの３つをやめれば、驚くほどの効果があることがわかるでしょう。

そして信頼関係を構築するときに大事なポイントは１つです。

それは、**相手の「可能性」を信じる**ということです。

自分のことを信じてくれない人を信頼することはありませんね。

だから、相手との信頼関係をつくりたければ、まずは相手の可能性を信じてあげることです。可能性がゼロの人はいませんから。その人の過去ではなく、これからの可能性にフォーカスしてみてください。子どもや部下、選手の教育も同じです。

終章

感情を
コントロールする
百年メンタルノート

終　章

百年メンタルノート

これまでのメソッドをアウトプットしよう

最後にこれまでお話ししたことを実戦するためのノートをご用意しました。

これらはトップアスリートたちとのコーチングでも質問している内容ばかりです。

脳は入力よりも出力を信じます。学んだメソッドをインプットするだけではなく、アウトプットしていただくことで、より記憶に定着していき日常に生かす力になっていきます。

とはいえ、無理にがんばって書く必要はありません。1つだけでも、一言だけでも大丈夫です。1つでも書けたら自分を「いいね」と褒めてあげてください。小さな積み重ねが結果を生みます。

本書の項目に合わせた順番になっていますが、書く順番はどこからでも問題ありません。自分が書けると思ったところから実践してみてください。

Chapter 1

自己肯定感

1. あなたがこれまで使っていた「〜しなければ」は何ですか？
その言葉を「〜しよう♪」に変換してみましょう。

2. あなたは寝る前にどんなことを思い描きますか？
夢や目標を達成した姿、家族や仲間と楽しんでいる姿など、
ワクワクすることを思い描いてみましょう。

3. 「だからこそ」で自分のマイナス面のプラスの側面を見つけてみよう。

例：優柔不断 ↓ 物事をじっくり考えて判断できる！　短気 ↓ 決断が早い！

4. あなたが「ありがとう」と言い換えたい場面はどんなときですか？

5．あなたの家族や仲間の良いところを書き出して実際に伝えてみましょう。

6．ついやってしまうマイナスの言動とそれを消去する言動を考えてみましょう。

例：「うるさいな」→「今のナシ」手で払う　「くそっ」→「手で丸めて投げ捨てる」

7. あなたの今の悩みは何ですか?
それを違う立場の人からはどんなふうに見えると思いますか?

8. 「どうして成果が出るようになったのか」自分に問いかけてください。
そのオーダーの答えも考えてみて下さい。

9.様々な出来事のプラス面とマイナス面を考えてみましょう。

10.最近の「いいね」はなんですか？

Chapter 1

自己肯定感

11. あなたはどんな「チョイ超え」をしてみますか？

Chapter 2

やる気

12. あなたが「〜したい」と思っていることを「〜する！」と書き出してみましょう

13. あなたは何のNo.1を宣言してみますか？

14. あなたが目標を達成しなければならない理由はなんですか？

15.

あなたはどのような前向きな態度で臨んでみますか？

16.

あなたが変えたい思う習慣はなんですか？
それを変えないままでいるとどうなるでしょうか？
習慣が変わったとしたらどんな良いことがあるでしょうか？

17．「将来の成長した自分」は今の自分を見て何と言ってくれるでしょうか？

18．「成長する方」を選ぶとしたら、どんな未来になると思いますか？

19．あなたはどんなことを情報発信してみますか？

20．あなたが状況を打開するために使うプラスの動作はなんですか？

Chapter 3

目標

21. あなたのワクワクする夢は何ですか？

22. あなたは夢や目標を達成して誰を喜ばせたいですか？

23.

あなたの目標が達成された姿を書いてみましょう。

いつ、どこで、誰と、何をしていますか？
周りの状況はどうなっていますか？
そのとき、あなたは何を感じていますか？

24.

あなたはどんな使命感をもって取り組んでみますか？

25. あなたが最初にやってみようと思うことは何ですか？

26. あなたの目標は具体的にどうなっていたら達成したといえますか？

27．あなたが一つずつ積み上げていこうと思うことはどんなことですか？

28．目標に進む中で完璧ではないが「認めることができる」ことはなんですか？

29. 目標に優先順位をつけるとすると？

第一に優先すべきこと／第二に優先すべきこと／第三に優先すべきこと

30. それぞれの言い訳を「できること」に変換してみましょう。

「時間がない」↓ どれだけの時間が必要か？／「お金がない」↓ どの方法で調達すればいいか？／「経験がない」↓ では何からやってみようか？

Chapter 3

目標

31・目標達成のために何を記録していきますか？

「ポジティブな記録」をとろう

Chapter 4

本番

32・どんなルーティーンをつくってみますか？

33．想定されるマイナスの状況はどんなことですか？
そのことにどのように対応していきますか？

34．緊張してあがってしまうタイミングはどんなときですか？
どんなふうにして落ち着きを取り戻しますか？

35. どんなときに力が入っているなと感じますか？
そのときにどんなふうに筋弛緩法を使ってみますか？

36. 本番をイメージの中でリハーサルしてみましょう。
①本番までの流れ／②本番が始まり絶好調の自分／③マイナスな状況を克服している自分／④応援してくれる人を思って力を発揮している自分／⑤達成して感動のフィナーレを迎えた自分

37. 本番までの段取りでプラス思考になるように設計してみましょう。

例：起床　「おはよう」と笑顔で言う／朝食　「美味しい」と笑顔で食べる／準備　「バッチリ！」と手を叩く／
本番前　「いい状態だ」と楽しそうに微笑む

38. あなたの未来の成功イメージはどんなものですか？

Chapter 4

本番

39.

あなたが普段使っている否定形の言葉には何がありますか？

それを「こうしてほしい」という言葉に変換するとどうなりますか？

「緊張するな」→「リラックスしていこう」／「ミスするな」→「確認していこう」

Chapter 5

人間関係

40.

あなたは誰を珍獣にしてみますか？

それぞれの珍獣に名前をつけるとどうなりますか？

41. あなたの望む結果を得るためにどのような人たちが集う環境に身を置いてみますか？

42. つい怒りの感情が出てしまうのはどんなときですか？
そのときにどんな方法で気持ちを鎮めますか？

43. あなたがこれまで「おかげさま」と思えることはどんなことですか？

44. 自分を変えるとしたら、どんな行動を変えますか？

45．あなたがこれまで涙が出るほど感動した経験（本、映画、人の話など）にはどんなことがありますか？

46．信頼関係を気づきたい人を思い浮かべてください。その人のどういうところに可能性を感じるか、探して書き出してみましょう。

おつかれさまでした。書き出すことに意味があります。
心にブレがでてきたとき、またワークに取り組んでみてくださいね。

おわりに

メンタルケアが当たり前の時代に

最後までお読みいただきありがとうございました。

この本は、これまでメンタルスキルコーチとして取り組んできた事柄を、極力平易な言葉でわかりやすく、ポイントを絞って綴ってみました。

折に触れて読み返していただけると幸いです。

今年は東京2020オリンピック・パラリンピックが開催された年でした。

新型コロナウイルス感染症の影響もあって史上初の無観客での開催となり、選手たちのモチベーションに与える影響も大きいのではないかと危惧していました。

この本の中で「観察者効果」について触れました。観察者効果とは他者から見られているこ とを意識している状態を言います。

スポーツ観戦は、そのスポーツやチーム、選手に「関心がある人」が集まっているわけですから、選手たちも応援などから「関心を向けられている」と感じることで、意気に感じたり、ベストパフォーマンスを見てほしいという心理が働きます。

しかし、今回のような無観客になると、「観客が見えない」状態です。

自分のプレーで喜んでくれる人が見えないということになります。

私たちは、喜んでくれる人が見えるとやる気が高まります。

自分のプレーで観客席から歓声があがる。そして盛り上がっている姿を見ることで、「よし、またやってやろう」という気持ちになります。

今回はそれが見えない状態ですから、選手たちはモチベーションをどのように高めるか苦慮していたことが推察されます。

観客がいるかいないかは選手のモチベーションに大きく影響を及ぼしています。

だからといってパフォーマンスを発揮する手段がないかというと、そうではありません。

「イメージの力」を使うことができます。

私たちの脳は、イメージしていることが現実なのかどうかを判断できないという特性を利用するのです。

脳はウソかホントかわかりません。

鮮明にイメージしていることは、脳の中では現実に起きていることと同じように記憶されます。

これを利用して、自分の喜ばせたい人の顔を思い浮かべてプレーすると、脳の中では観客の中でプレーしているのと同じ状態を作り出せます。

逆に、他の観客や必要のない雑音に惑わされずに、良いパフォーマンスができた選手も多かったかもしれません。

このように、メダルを獲得した選手や成果を残せた選手は、観客の有無にこだわることなく、自分のパフォーマンスを発揮することに集中できた選手ではないかと思います。

また一方で、メダルが期待されていた選手が、実力を発揮できず涙をのむシーンも多くありました。

体操で過去4つの金メダルを持ち、今大会でも金メダル有力候補だったシモーン・バイルス選手（米国）は、着地で幾度となくバランスを崩すなど本来の実力を発揮できず途中棄権しました。

新型コロナの世界的感染拡大、ロックダウン、練習場が閉鎖、そしてオリンピックが延期か中止か…。

このような精神状態で、出口の見えないトンネルをさまよっているかのような時間を過ごしてきたとコメントしています。

年齢的に考えても引退を考える時期にさしかかっていることを言葉の端々で匂わせていました。

体操選手としての自身の限界を感じているのかもしれません。

実は飯山がサポートしている選手もオリンピックに出場していました。

オリンピック出場を夢にこれまで頑張ってきたのですが、同じように、練習場が使えない、大会も中止、オリンピックも開催されるのかどうか…。

そういった中で、このまま競技を続けていてもいいのかと悩み始めました。

見事、オリンピック出場が決まったとき、嬉しいはずなのに、なぜか気持ちが入らなかったと話していました。こちらも年齢的にも引退を考えていた程です。ちなみにこの選手は、現在はオリンピックでの試合を引きずらず、次の大会に向けて始動しています。

他の日本代表選手でもメダルを期待されながら不本意な結果で終わった選手は、何らかのメンタル不調に見舞われていたと思われます。

２０２1年5月、大坂なおみ選手が全仏オープンを棄権し、インタビューに関する問題提起をしたことで、アスリートのメンタルを取り巻く環境が大きく取り上げられました。

これまで、アスリートといえば屈強な肉体、そして高い技術、さらには強靭な精神力をも持ち合わせているとイメージする人も多いと思いますが、そのイメージは必ずしも正しくないかもしれません。

過去にはオリンピックで通算23個の金メダルを持つ競泳界のレジェンド、マイケル・フェルプスもうつ病に苦しんだことを告白しています。

一般人である私達も日々いろんなストレスを抱えていると思いますが、アスリートは一試合、一試合で白黒がはっきりわかるところがあります。

日々の練習での上手いだの下手だの、そして勝った、負けた、代表に選ばれる、選ばれない、など。

そして来季は契約できるかどうか、スポンサー契約は継続できるかどうか。

さらには年齢的な要素も加わり、あと何年できるかなど、自分の進退も考えなくてはなりません。

なかなか心中穏やかではないことがわかります。

2021年6月には、メジャーリーガーのメンタル問題を取り上げた「野球の90%はメンタル（原題:Ninety Percent Mental)」の日本語訳が発売されました。

著者は、元メジャーリーガーで引退後にボストン大学の大学院で心理学を学んだボブ・テュークスベリー氏と、長くメジャーリーグを取材しているスコット・ミラー記者です。

本書によると、長くメジャーリーグでは、「心の弱みを見せることは恥であり、メンタルが強くなければ、大リーグを生き抜くことはできない」「心理学者などに助けを求めることは、ドロップアウトを意味する」というような状況だったと。

だから選手たちは、間違っても心の不安を口にできなかったのです。

ただ、ここにきてようやく、選手のメンタルケアに取り組む必要性を感じる球団が増えてきました。

オールスター選手が、メンタル面の不安を克服して結果を出したことも大きいといいます。今では、メジャーリーグの各球団には少なくとも一人、メンタルスキルの専門家がいるようになっていると書かれています。

このように、２０２０年から新型コロナの影響もあり、アスリートのメンタル問題が大きくクローズアップされるようになりました。

メンタル面での対策の必要性が改めて認知されたように思います。

２０１５年12月に企業にストレスチェックが義務付けられ、ますますストレスが表面化してくることになりました。

常にストレスを意識するようになっているということです。

それが、新型コロナの収束が見えない状況下で、今後ますますメンタル面の不調を訴える人が多くなると予想されます。

会社に行けなくなる、不登校になってしまう、日常の些細なことで悲観してしまったり、イライラしてみたりして心が乱されてしまったり、体調が大きく変化することさえあります。

自分のちょっとしたメンタル面の変化に気づき、それにどのように対応したらよいかを、本書を通して確認し、実践していただけたらこれほど嬉しいことはありません。

末筆になりましたが、大和書房の大野さんには、いつもサポートいただき感謝申し上げます。

必要としている多くの人の手にこの本が届くことを願っております。

２０２１年８月　自宅オフィスにて

［著者］
飯山晄朗（いいやま・じろう）
◎メンタルコーチ
◎銀座コーチングスクール認定プロフェッショナルコーチ。
JADA（日本能力開発分析）協会認定 SBT マスターコーチ。金沢大学非常勤講師。
◎富山県高岡市出身。石川県金沢市にオフィスを構え、全国で活動している。
◎メンタルコーチを務める高木菜那選手が平昌五輪女子スピードスケートで日本女子史上初めて同一大会で2つの金メダルを獲得、競泳の小堀勇氣選手がリオデジャネイロ五輪800m フリーリレーで1964年東京五輪以来52年ぶりとなる銅メダル獲得、女子テニス日比野菜緒選手がジャパンオープンで史上初シングルス・ダブルス優勝、名門野球部を復活させ24年ぶりの甲子園決勝へ導くなど、その実績は数えきれない。
◎主な著書に『いまどきの子のやる気に火をつけるメンタルトレーニング』（秀和システム）『勝者のゴールデンメンタル』『超メンタルアップ10秒習慣』『こどものメンタルは４タイプ』（共に大和書房）などがある。

百年《ひゃくねん》メンタル
心《こころ》の調子《ちょうし》をキープする言葉《ことば》の取扱説明書《とりあつかいせつめいしょ》
2021年9月30日　第1刷発行

著　者　飯山晄朗《いいやまじろう》
発行者　佐藤　靖
発行所　大和《だいわ》書房
東京都文京区関口 1-33-4
電話　03-3203-4511

カバーデザイン　井上新八
本文デザイン・DTP　荒井雅美（トモエキコウ）
校正　鴎来堂
本文印刷　厚徳社
カバー印刷　歩プロセス
製本所　ナショナル製本
編集担当　大野洋平

ISBN978-4-479-79752-4

http://www.daiwashobo.co.jp